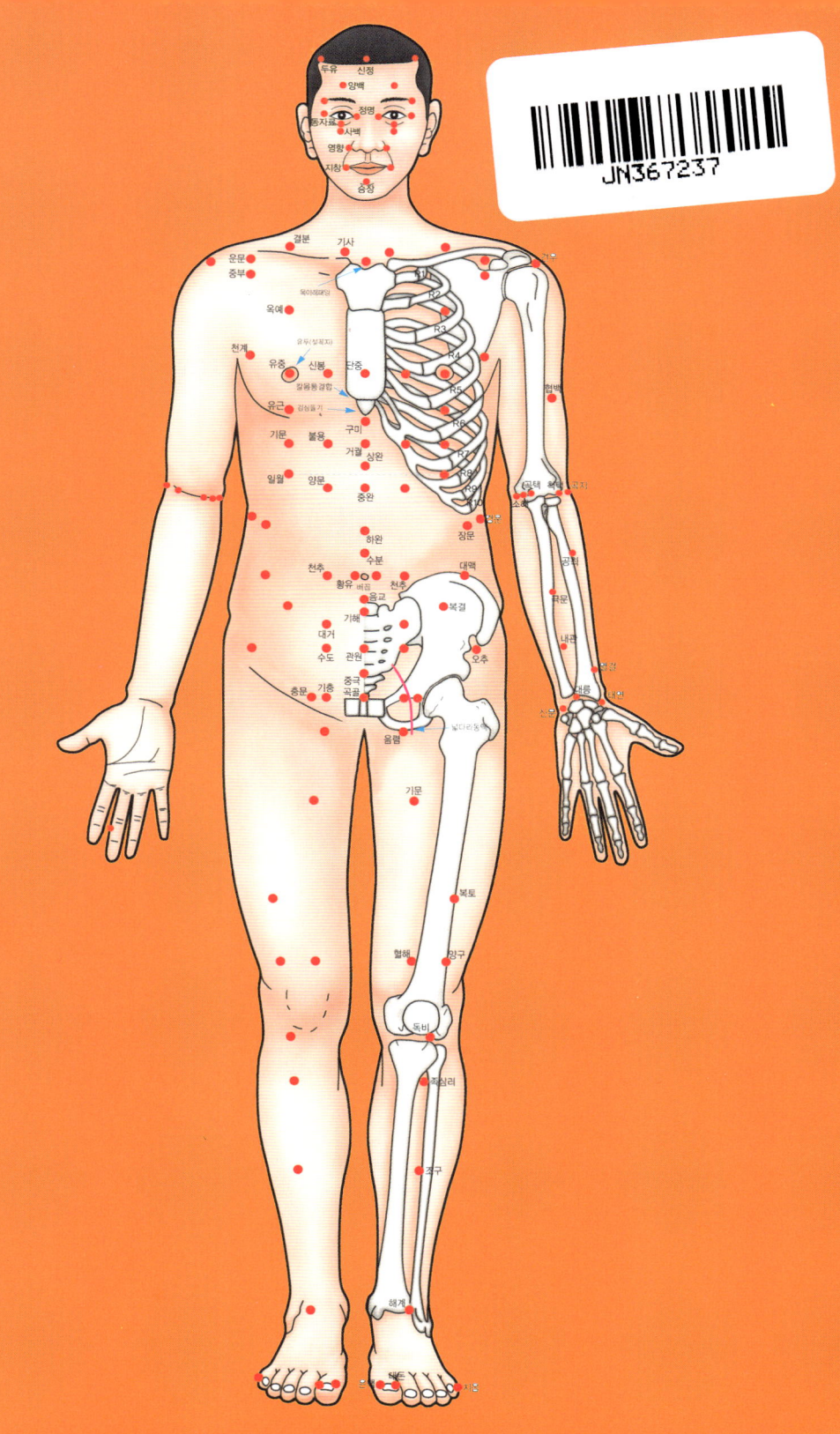

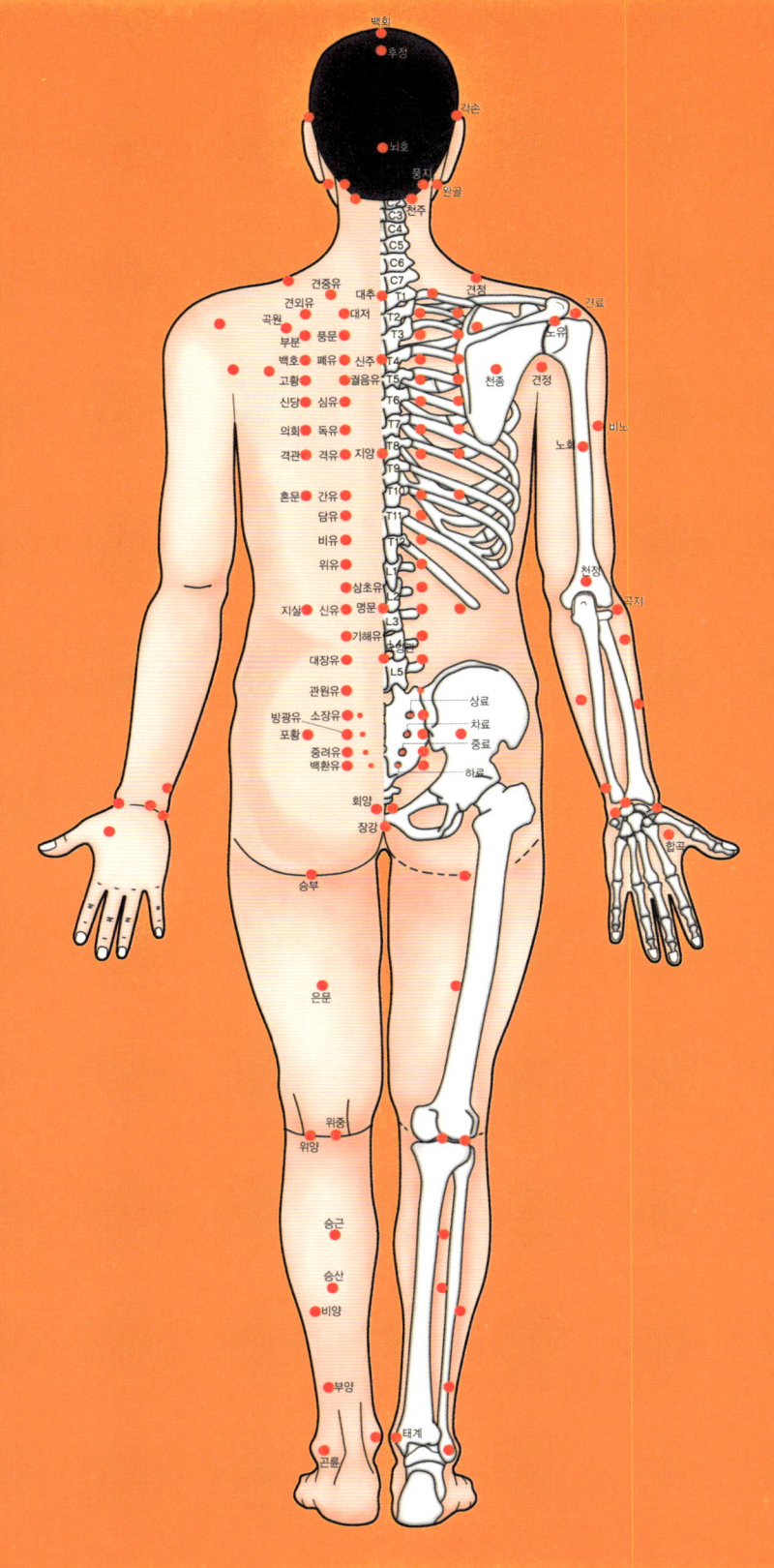

경혈 이야기

경혈은 기적이 아니다!!
한의학 3천 년의 경험!

주요 참고 문헌

- 《WHO/WPRO 표준경혈 위치》 한국한의학연구원, 대한침구학회, 경락경혈학회著 WHO 서태평양지역사무처刊
- 《鍼灸處方集 上下》 崔相玉著 正統鍼灸學硏究會刊
- 《經絡經穴學 상용혈 취혈자침》 正統鍼灸學硏究會刊
- 《동양의학의 기초》 옥은성著 신광출판사刊
- 《심주섭 할아버지의 뜨겁지 않은 쑥뜸 치료법》 김용태著 서울문화사刊
- 《韓藥學槪論》 신일상사刊
- 《알기 쉬운 경혈학》 장성환著 성보사(부설 전통의학 연구소)刊
- 《경혈 지압 마사지 324》 산차이원화著 국일미디어刊
- 《지압 건강법》 편집부편 서림문화사刊
- 《지압 동의보감》 김창완 · 김용석著 중앙생활사刊
- 《침술 · 자기 · 지압 건강법》 한국성인병 예방 연구회편
- 《361 지압 경혈 백과》 최수찬著 지식서관刊
- 《생활 침뜸학》 정민성著 학민사刊
- 《生活人의 漢方》 유태정 감수 삼성문화사刊
- 《經穴の硏究》 芹澤勝助著

경혈 이야기

지은이 | 지식서관 편집부편
펴낸곳 | 도서출판 지식서관
펴낸이 | 이홍식
등록번호 | 1990. 11. 21 제96호
주소 | 경기도 고양시 덕양구 보광로 174번길 17-7
전화 | 031)969-9311 팩스 | 031)969-9313
e-mail | jisiksa@hanmail.net

초판 1쇄 발행일 | 2018년 4월 5일
초판 2쇄 발행일 | 2024년 1월 25일

경혈은 기적이 아니다!
한의학 3천년의 경험!

경혈 이야기

머리말

　경혈은 우리 인체 속에 있는 매우 소중한 곳을 말하며 흔히 '급소'라고 불리는 곳이다. 그리고 그 곳이 인체의 표면에 있는 눈이나 코, 입처럼 명확하게 지적할 수 없이 그저 육감으로 알아내야 하기 때문에 경혈, 즉 급소를 누른다는 것이 쉬운 일은 아니지만 일단 잘 찾아서 시술을 하면 효과가 매우 크다.
　경혈은 인체의 표면에 있으며, 인체의 여러 가지 증상을 고치기 위해 그 곳을 누르거나 주무르거나 침을 놓거나 뜸을 뜨기도 하여 치료를 위해 이용하는 급소를 말한다.
　예를 들어 다리에 있는 족삼리에 뜸을 뜨거나 지압을 하면 다리의 피로가 풀어진다. 이 족삼리는 옛날부터 먼 길을 걷는 사람들 중에 이 곳에 뜸을 뜨거나 지압을 하여 건강한 다리를 가지게 된 사람이 많을 뿐만 아니라, 옛날부터, '족삼리에 뜸을 뜨지 않은 사람과는 먼 길을 가지 마라!'고 할 만큼 이 족삼리는 매우 소중한 경혈이라고 할 수 있다.
　이처럼 경혈은 한의학에서 매우 중요한 분야의 하나이므로 수천 년에 걸친 경혈의 긴 역사 속에서 이미 서양에까지 그 영향을 미치고 있으며 그 결과로, 세계보건기구(WHO)에서도 경혈을 인정하여 세계인의 건강을 위한 361개의 경혈을 이해시키고 이를 보급하기 위해 노력하고 있는 실정이다.

다시 말해서 경혈 치료의 위력은 오랫 동안 고통받아 온 고질병도 단지 2~3개월 치료를 받음으로써 치유된 경우도 있다. 이러한 이야기는 흔히 의학 전문가들 중에는 '우연히 그렇게 된 것이다.' 혹은 '저절로 낫게 된 것이다.' 하면서 무시해 버리는 사람도 적지 않다. 하지만 우연이나 저절로 치료된 것이 아니라는 것을 이제 이 책을 통해서 신비에 싸인 경혈의 베일을 벗겨 동양 의학 3천 년의 귀중한 경험을 배워 보도록 하자.

2018년 3월

차 례

제1장 한의학(漢醫學)과 경혈(經穴)

오장육부(五臟六腑)와 음양오행(陰陽五行) 18
인체에 흐르는 경락(經絡) 22
경혈을 취(取)하는 법 25
경혈은 기적이 아니다 28
손가락으로 하는 경혈 치료법 32

제2장 14경락(經絡)과 142경혈(經穴)

1 폐경(肺經)

폐가 약한 사람은 짠 음식을 좋아한다

1. 중부(中府) 천식·발작에 잘 듣는 경혈 40
2. 운문(雲門) 50대의 견비통에 잘 듣는 경혈 41
3. 협백(俠白) 기침이나 숨이 가쁠 때 잘 듣는 경혈 42
4. 척택(尺澤) 팔이 아프거나 저리는 것을 없애 주는 경혈 43
5. 공최(孔最) 감기에 잘 듣는 경혈 44
6. 태연(太淵) 폐경의 이상을 알아보는 경혈 45
7. 어제(魚際) 설사를 멎게 해주는 경혈 46

8. 소상(少商) 목소리를 조정해 주는 경혈 47

② 대장경(大腸經)

눈의 흰자위가 노랗게 되는 것은 대장의 적신호이다

9. 상양(商陽) 설사를 자주 할 때 잘 듣는 경혈 52
10. 합곡(合谷) 위장 상태의 척도가 되는 경혈 53
11. 양계(陽谿) 손목이 아플 때 잘 듣는 경혈 54
12. 온류(溫溜) 대장의 급성 증상에 잘 듣는 경혈 55
13. 수삼리(手三里) 초조(焦燥)를 진정시켜 주는 경혈 56
14. 곡지(曲池) 두통·설사에 잘 듣는 경혈 57
15. 비노(臂臑) 팔의 신경통에 잘 듣는 경혈 58
16. 견우(肩髃) 50대의 견비통에 특효인 경혈 59
17. 천정(天鼎) 고혈압에 잘 듣는 경혈 60
18. 부돌(扶突) 혈압을 낮추어 주는 경혈 61
19. 영향(迎香) 코가 막힌 것을 뚫어 주는 경혈 62

③ 위경(胃經)

위가 나쁜 사람은 얼굴이 거무스름하다

20. 사백(四白) 얼굴의 신경통과 눈의 피로에 좋은 경혈 66
21. 지창(地倉) 입가의 습진에 잘 듣는 경혈 67
22. 협거(頰車) 아래턱·이·잇몸이 아플 때 잘 듣는 경혈 68
23. 하관(下關) 이와 귀의 통증을 멎게 해 주는 경혈 69
24. 인영(人迎) 혈압을 낮추어 주는 경혈 70

25. 기사(氣舍) 위장의 여러 가지 증상에 잘 듣는 경혈 71
26. 불용(不容) 위장의 만성적인 허약함을 치료해 주는 경혈 72
27. 천추(天樞) 배탈이 났을 때 잘 듣는 경혈 73
28. 대거(大巨) 생리적 이상에 잘 듣는 경혈 74
29. 양구(梁丘) 위경련을 멈추게 해 주는 경혈 75
30. 족삼리(足三里) 무병장수의 경혈 76
31. 충양(衝陽) 알레르기성 체질에 잘 듣는 경혈 77
32. 여태(厲兌) 신경성 위병에 잘 듣는 경혈 78

④ 비경(脾經)
설사·변비에 시달리는 사람은 비장이 약하다

33. 은백(隱白) 소아경풍에 잘 듣는 경혈 82
34. 태백(太白) 비(脾)·비경(脾經)의 상태를 알아내는 경혈 83
35. 상구(商丘) 헛배가 부를 때 조절해 주는 경혈 84
36. 삼음교(三陰交) 발·무릎의 피로에 잘 듣는 경혈 85
37. 지기(地機) 식욕을 증진시켜 주는 경혈 86
38. 음릉천(陰陵泉) 무릎이 아플 때 잘 듣는 경혈 87
39. 혈해(血海) 여성의 특이한 증상에 잘 듣는 경혈 88
40. 충문(衝門) 부인병인 현기증을 치료해 주는 경혈 89
41. 대횡(大橫) 설사·변비에 잘 듣는 경혈 90
42. 복결(腹結) 위장염에 잘 듣는 경혈 91
43. 천계(天谿) 유방의 응어리나 부기를 없애 주는 경혈 92

5 심경(心經)

심장에 장해가 있으면 눈이 충혈되기 쉽다

44. 극천(極泉) 겨드랑이의 체취를 없애 주는 경혈 96
45. 소해(少海) 팔의 통증을 가라앉게 해주는 경혈 97
46. 음극(陰郄) 협심증의 고통을 없애 주는 경혈 98
47. 신문(神門) 심경(心經)의 증상을 알아내는 경혈 99
48. 소부(少府) 손의 화끈거리는 열기를 잡아 주는 경혈 100

6 소장경(少腸經)

소장의 운동이 둔해지면 청각이 나빠진다

49. 소택(少澤) 백내장에 잘 듣는 경혈 104
50. 완골(腕骨) 소장(小腸)의 병증을 알아내는 경혈 105
51. 양로(養老) 종기나 면종(面腫)을 치료해 주는 경혈 106
52. 견정(肩貞) 50대의 견비통을 다스리는 경혈 107
53. 천용(天容) 목이 아플 때 잘 듣는 경혈 108
54. 권료(顴髎) 미용과 안면 신경통에 잘 듣는 경혈 109
55. 청궁(聽宮) 이명(耳鳴)을 치료해 주는 경혈 110

7 방광경(膀胱經)

방광에 이상이 있으면 머리 쪽에 병이 생긴다

56. 정명(睛明) 눈을 아름답게 만들어 주는 경혈 114
57. 찬죽(攢竹) 눈의 통증과 삼차신경통을 치료해 주는 경혈 115
58. 곡차(曲差) 두통과 코가 막혔을 때 치료해 주는 경혈 116

59. 통천(通天) 코의 부스럼과 콧물 등을 치료해 주는 경혈 117
60. 낙각(絡却) 이명(耳鳴)에 잘 듣는 경혈 118
61. 옥침(玉枕) 후두통과 히스테리·흥분을 치료해 주는 경혈 119
62. 천주(天柱) 두통의 명혈(名穴)이라 불리는 경혈 120
63. 대저(大杼) 등허리나 몸의 뼈마디 통증을 치료해 주는 경혈 121
64. 풍문(風門) 감기에 걸렸을 때 잘 듣는 경혈 122
65. 폐유(肺兪) 폐의 기능을 살리고 허약함을 보완해 주는 경혈 123
66. 궐음유(厥陰兪) 심장의 동계(動悸)나 기력의 쇠약을 치료해 주는 경혈 124
67. 심유(心兪) 심장의 허약을 바로잡아 주는 경혈 125
68. 격유(膈兪) 소화불량, 가슴·옆구리의 통증을 치료해 주는 경혈 126
69. 간유(肝兪) 간장의 약화를 보완해 주는 경혈 127
70. 담유(膽兪) 만성 담낭염과 위장병에 잘 듣는 경혈 128
71. 비유(脾兪) 약해진 췌장(膵臟)을 강화시켜 주는 경혈 129
72. 위유(胃兪) 위의 활동을 다스리는 경혈 130
73. 삼초유(三焦兪) 몸의 용태를 조절해 주는 경혈 131
74. 신유(腎兪) 체질과 체력을 점검하고 스태미나를 넣어 주는 경혈 132
75. 대장유(大腸兪) 대장의 작용을 조정해 주는 경혈 133
76. 소장유(小腸兪) 소장의 기능을 원활하게 해 주는 경혈 134
77. 방광유(膀胱兪) 야뇨증을 치료해 주는 경혈 135
78. 상료(上髎) 여성의 생리에 잘 듣는 경혈 136
79. 승부(承扶) 좌골신경통을 가라앉게 해 주는 경혈 137
80. 위양(委陽) 연로(年老)해서 오는 무릎의 통증을 없애 주는 경혈 138
81. 위중(委中) 발의 통증과 종아리 경련에 잘 듣는 경혈 139
82. 부분(附分) 노인의 구부러진 허리를 펴 주는 경혈 140

83. 백호(魄戶) 목과 어깨가 뻣뻣해지는 50대의 견비통에 잘 듣는 경혈 141
84. 고황(膏肓) 냉증(冷症)에 잘 듣는 경혈 142
85. 의희(譩譆) 열이 나고 땀이 날 때 잘 듣는 경혈 143
86. 격관(膈關) 음식물이 잘 내려가지 않을 때 쓰는 경혈 144
87. 의사(意舍) 의지를 강하게 만들어 주는 경혈 145
88. 지실(志室) 스태미나를 증가시켜 주는 경혈 146
89. 포황(胞肓) 부인병에 잘 듣는 경혈 147
90. 승근(承筋) 장딴지 근육의 경련에 잘 듣는 경혈 148
91. 승산(承山) 장딴지의 부종을 고쳐 주는 경혈 149
92. 비양(飛陽) 코가 막힐 때 잘 듣는 경혈 150
93. 금문(金門) 간질병 등의 급성 발작에 잘 듣는 경혈 151
94. 경골(京骨) 방광경을 검진하고 이를 조정하는 경혈 152

8 신경(腎經)
우리의 건강을 측정하는 바로미터

95. 용천(湧泉) 부인과 질환에 잘 듣는 경혈 156
96. 태계(太谿) 정력 증강에 효험을 주는 경혈 157
97. 수천(水泉) 신장의 급성 증상에 잘 듣는 경혈 158
98. 조해(照海) 생리불순에 잘 듣는 경혈 159
99. 부류(復溜) 배가 부어오를 때 잘 듣는 경혈 160
100. 축빈(築賓) 장딴지의 경련에 잘 듣는 경혈 161
101. 음곡(陰谷) 발기 불능에 잘 듣는 경혈 162
102. 황유(肓兪) 정력 증강을 도와주는 경혈 163

103. 음도(陰都)   위하수에 잘 듣는 경혈 164
104. 유문(幽門)   명치가 막혔을 때나 응어리를 없애 주는 경혈 165
105. 신봉(神封)   협심증과 가벼운 발작을 치료해 주는 경혈 166

⑨ 심포경(心包經)
심장에 이상이 있으면 손바닥이 뜨거워지기 쉽다

106. 천지(天池)   겨드랑이 아래의 통증을 없애 주는 경혈 170
107. 곡택(曲澤)   팔의 신경통에 잘 듣는 경혈 171
108. 내관(內關)   심장 발작을 가라앉게 해 주는 경혈 172
109. 대릉(大陵)   팔의 통증과 마비를 풀어 주는 경혈 173
110. 노궁(勞宮)   과로(過勞)를 풀어 주는 경혈 174
111. 중충(中衝)   명치의 심한 통증을 가라앉게 해 주는 경혈 175

⑩ 삼초경(三焦經)
인간의 에너지원을 관장하고 있는 경맥

112. 관충(關衝)   손가락의 마비·통증·냉증 등에 잘 듣는 경혈 180
113. 양지(陽池)   팔의 통증이나 정력 증강에 효력이 있는 경혈 181
114. 외관(外關)   이농(耳膿)·난청을 치료해 주는 경혈 183
115. 천정(天井)   상기(上氣)에 잘 듣는 경혈 184
116. 천유(天牖)   사경(斜頸)·구역질 등에 잘 듣는 경혈 185
117. 예풍(翳風)   두통과 현기증에 잘 듣는 경혈 186

11 담경(膽經)
기름기를 즐겨 먹는 사람은 담낭(膽囊)이 나쁘다

118. 동자료(瞳子髎) 눈꼬리의 잔주름을 제거해 주는 경혈 190
119. 두규음(頭竅陰) 현기증·이명에 잘 듣는 경혈 191
120. 견정(肩井) 어깨의 응어리를 치료해 주는 경혈 192
121. 일월(日月) 담낭(膽囊)의 병을 치료해 주는 경혈 193
122. 경문(京門) 위장의 용태를 고르게 해 주는 경혈 194
123. 거료(居髎) 발과 무릎의 피로를 풀어 주는 경혈 195
124. 양릉천(陽陵泉) 상열(上熱)·하한(下寒)에 좋은 경혈 196

12 간경(肝經)
성기(性器)의 통증은 간(肝)에 원인이 있다

125. 대돈(大敦) 야뇨증(夜尿症)을 치료해 주는 경혈 200
126. 태충(太衝) 모든 기혈의 순환을 도와 주는 경혈 201
127. 슬관(膝關) 스테미나를 넣어 주고 무릎의 통증을 고쳐 주는 경혈 202
128. 음포(陰包) 정력 감퇴와 생리불순에 잘 듣는 경혈 203
129. 음렴(陰廉) 생리(生理) 이상을 치료해 주는 경혈 204
130. 장문(章門) 가슴과 옆구리의 통증을 없애 주는 경혈 205
131. 기문(期門) 가슴과 옆구리의 통증을 없애 주는 경혈 206

13 독맥(督脈)

독맥에 이상이 있으면 성기(性器)에 장애가 생긴다

- **132.** 장강(長强) 치질이나 임병(淋病)에 특효인 경혈 210
- **133.** 명문(命門) 체력을 증강시켜 주는 경혈 211
- **134.** 신도(神道) 대인 공포증이나 협심증에 좋은 경혈 212
- **135.** 신주(身柱) 어린이의 체력 배양과 감병(疳病)에 잘 듣는 경혈 213
- **136.** 대추(大椎) 홍역이나 두드러기를 치료해 주는 경혈 214
- **137.** 백회(百會) 두통·치질에 잘 듣는 만능 경혈 215

14 임맥(任脈)

전신의 실조증(失調症)은 임맥을 통해서 조사한다

- **138.** 관원(關元) 정력 증강에 좋은 경혈 220
- **139.** 신궐(神闕) 배를 따뜻하게 해 주는 경혈 221
- **140.** 중완(中脘) 위의 소화를 도와 주는 경혈 222
- **141.** 거궐(巨闕) 심장의 동계(動悸)를 치료해 주는 경혈 223
- **142.** 단중(膻中) 심장의 동계·해수·천식에 좋은 경혈 224

- ● 경혈의 위치를 찾는 방법 225
- ● 경혈 찾아보기 228

제1장 한의학(漢醫學)과 경혈(經穴)

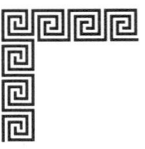

오장육부(五臟六腑)와 음양오행(陰陽五行)

　열이 날 때, 머리가 아플 때, 어깨가 결릴 때, 기침이 날 때, 가슴이 답답할 때, 맥이 뛸 때, 뼈마디가 아플 때, 밤에 잠을 자지 못할 때, 몸이 나른할 때, 발이 저릴 때, 팔이 아플 때 등의 증상이 생기면 현대 의학에서는 '감기'라고 하거나 또는 '심장판막증'이라는 등 어떤 병이라고 말할 것이다.
　그러나 한의학에서는 이와 같은 여러 가지 증상을 증상군 그대로 포착하여 이들 증상에 대하여 맞춤 치료를 하는 것이다.
　그리고 한의학에서는 말하는 증상군의 체계 기본이 일반적으로 말하는 오장육부(五臟六腑)이다. 실제로는 육장육부라는 것이 정확하지만, 본래 한의학은 소박하게 자연의 이치를 바탕으로 하고 있다. 이를테면 자연계는 크게 음양(陰陽)이라는 두 가지 현상으로 나누어져 낮과 밤, 그리고 밝음과 어둠과 같은 현상을 비롯한 모든 현상이 음·양의 어느 쪽에 속해 있다는 사상이 밑바닥에 깔려 있는 것이다. 그리고 자연계는 식물·열·토양·광물·액체라는 다섯 가지 물질로 구성되어 있다고 생각하여 이를 목(木)·화(火)·토(土)·금(金)·수(水)로 표현하고 있다.

자연계의 모든 것은 목·화·토·금·수 중의 어느 것에 의하여 구성되고 있다고 보는 것이다. 이것이 음양오행설(陰陽五行說)이다.

인간도 이 자연계에 속해 있음에는 다를 바 없다. 그러므로 방금 말한 자연계의 법칙이 인간의 몸에도 똑같이 해당된다. 이를테면 남성은 양, 여성은 음이고, 인체를 형성하는 모든 오장 육부도 음이나 양의 어느 쪽에 속하고, 또 목·화·토·금·수 중의 어느 것에 해당된다는 것이다.

그리고 자연계의 초목이 싹을 내고 꽃을 피우며 열매를 맺고 시들어져 가는 것처럼 인간도 역시 자연계의 일원으로서 태어나 생명 활동을 하고 죽어가는 것이다. 자연계가 항상 따스한 봄 날씨만 있는 것이 아니고 비나 폭풍우가 휘몰아치는 날이 있듯이 인간의 몸에도 역시 건강한 상태와 건강이 나쁜 상태, 그리고 영고성쇠(榮枯盛衰)가 있다. 그와 같은 것을 인간은 몸의 증상으로서 어디까지나 자연 현상의 하나로서 파악하는 것이 한의학의 기본적 사고방식이며 서양 의학에서는 찾아볼 수 없는 특징이다.

그러면 이 음양인 남녀의 체내에서 생명을 다스리는 중심이 되는 것은 무엇일까? 그것이 앞서 말한 자연계에 있어서의 목·화·토·금·수에 해당되는 것이며, 소자연인 인간의 체내에 있는 오장 육부라는 것이다. 오장이란 먼저 자연계의 목(木)에 해당되는 간(肝)을 비롯하여 화(火)에 해당되는 심(心), 토(土)에 해당되는 비(脾), 금(金)에 해당되는 폐(肺), 수(水)에 해당되는 신(腎), 즉 간심비폐신(肝

心脾肺腎)의 다섯 가지를 가리킨다.

  간(肝)이나 비(脾)라 하면, 곧 현대 의학에서는 말하는 간장(肝臟)이나 비장(脾臟)으로 생각하기 쉬우나 실제로는 한의학에서 말하는 장기와 현대 의학에서 말하는 내장은 명칭이 같아도 가리키는 것이 반드시 같다고는 할 수 없다.

  그런데 인간의 생명은 이 오장만으로는 유지될 수 없다. 말하자면 보조적 존재인 부(腑)라는 것이 있어 이 장(臟)과 부(腑)가 어울려 서로 돕고 도움을 받음으로써 생명을 유지하는 것이다. 먼저 간장과 어울려 서로 돕고 있는 것은 담(膽)이라는 부(腑)이다.

  현대 의학에서도 간장과 담낭(쓸개)은 매우 깊은 관계가 있으며, 담낭은 간장에 붙어 있어 간장에서 만들어진 담즙을 저장해 두는 곳으로 알고 있다.

  다음에 심(心)이라는 장(臟)에 대한 부(腑)가 소장(小腸)이며 비(脾)에 대한 곳은 위(胃)로 되어 있다. 비(脾)라는 것은 현대 의학에서 말하는 비장이 아니라 췌장에 해당된다. 췌장은 위장의 바로 뒤에 붙어 있으며, 해부학적인 견지에서 말하더라도 이 두 가지는 끊을래야 끊을 수 없는 관계에 있다. 그리고 폐(肺)를 돕고 있는 것이 대장(大腸)이며 신(腎)을 보조하는 것이 방광이다.

  그런데 이와 같은 다섯 가지의 짝을 오장 육부라 부르고 있으나 실은 한의학에는 또 하나의 짝이 있다. 그 한쪽이 심포(心包)라는 장기이다. 심(心)이라는 것은 인간의 체내에서 한평생 움직이는 매우 소중한 장기이며, 이를 싸고 있는 자루가 있을 것이라고 생각하여 이를 심포라 이름지었던 것이다. 이 심포에 대한 부(腑)가 삼초(三焦)이다. 인간의 몸은 생명이 있는 한 언제나 열기가 있으므로 그 열을 만들어 내는 근원, 즉 열원이 있을 것이 틀림없다고 하여 삼초라는 것을 생각해 낸 것이다.

 이와 같은 짝은 현대 의학의 지식에서 본다면 다소 뜻밖이라는 생각이 들 것이다. 그러나 종종 말해 온 것처럼 한의학의 체계는 서양 의학과는 전적으로 이질적이다. 각 장기가 해부학적으로 실재한다기보다 자연계에 있어서의 인간의 생명체로서의 행위를 받쳐 주기 위한 여러 가지 작용을 표현하는 오히려 사상으로서의 장기(臟器)라 생각하는 것이 좋을 것 같다.

 사실 우리들의 체내에 당연히 있는 것처럼 보이는 장기에 대해서 철저히 규명하여 생각한다면 서양식 합리주의로서는 석연치 않는 여러 가지 불가사의한 점이 많다고 지적할 수 있다.

 한의학에서는 그와 같은 생명의 불가사의라고도 할 수 있는 것으로 그대로의 형태로서 파악하려고 한다. 따라서 필요 이상으로 인체를 토막 내어 각 장기를 따로따로 떼어서 그 상관 관계에 대해서 무리하게 합리적인 설명을 붙이려고는 하지 않는다. 여기서 말한 음양 오행에 대한 사고 방식이나 육장 육부에 대한 사고 방식 등 모두가 그러하다.

 지금까지 말한 것을 정리한다면 육장(六臟)이란 간(肝)·심(心)·비(脾)·폐(肺)·신(腎)·심포(心包)이고 육부(六腑)는 담(膽)·소장(小腸)·위(胃)·대장(大腸)·방광(膀胱)·삼초(三焦) 등으로 되어 있다. 그리고 육장은 음(陰)에, 육부는 양(陽)에 속하고, 육장에 대해서 육부는 표(表=陽)·리(裏=陰) 관계에서 상부 상조하여 활동하는 것이다. 인간의 몸은 모든 것이 이 육장 육부로써 통제되고 있으므로 이 장부 중 하나가 고장이 나면 몸 전체의 건강 상태가 나빠져서, 하찮은 인간의 움직일 힘이나 의욕마저 없어져 버리는 것이다.

인체에 흐르는 경락(經絡)

　이와 같이 한의학에서 말하는 육장 육부는 인간의 생명을 위하여 중요한 역할을 하고 있다. 그렇다면 도대체 육장 육부와 경혈과는 어떤 관계에 있는 것일까? 왜 경혈을 마사지·지압·뜸·침을 놓으면 증상이 완화되고 병이 치료되는 것일까?

　한의학에서는 육장 육부를 둘러싸고 이들에게 소중한 에너지를 주는 순환계가 인체 속에 흐르고 있다고 생각한다. 이것을 경락(經絡)이라 하는데, 한방의 치료법의 근본적 체계를 이루고 있는 것이다. 경(經)이란 세로로 흐르는 것을 뜻하며 락(絡)이란 가로로 흐르는 것을 뜻한다. 즉, 우리의 체내에는 육장 육부를 가르기 위한 에너지 순환계가 세로와 가로, 머리 꼭대기에서 발 끝까지 흐르고 있는 것이다. 그리고 각 순환계에 그것이 관장하는 장부(臟腑)의 이름을 부여하고 있다. 그것이 다음에 설명하는 12개의 경락이다.

1. 폐경(肺經)
2. 대장경(大腸經)
3. 위경(胃經)
4. 비경(脾經)
5. 심경(心經)
6. 소장경(小腸經)
7. 방광경(膀胱經)
8. 신경(腎經)
9. 심포경(心包經)
10. 삼초경(三焦經)
11. 담경(膽經)
12. 간경(肝經)

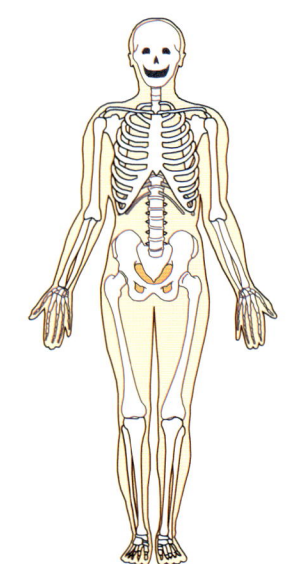

이 12개의 경락을 정경(正經) 12경이라 하는데, 12개의 경락은 폐를 도는 폐경으로부터 시작하여 차례로 각 장부를 거쳐 간장을 도는 간경을 마지막으로 돌아 폐경으로 다시 돌아와 전체가 연결되고 있다. 이 경락 속으로 에너지가 잘 흐르고 있으면 건강체가 되는 것이다. 그러나 때로는 이 순환계에 에너지가 넘쳐 버리는 수가 있다.

그러므로 이를 조절하기 위하여 12경 이외에 여덟 개의 경락이 몸을 가로, 세로, 그리고 비스듬히 흐르고 있는 것이다.

이를 기경팔맥(奇經八脈)이라 부르고 있거니와 그 중에서 얼굴 한복판에서 가슴과 배를 지나가는 임맥(任脈)과 엉덩에서 등·목덜미·뒤통수·얼굴까지 뻗은 독맥(督脈)은 매우 중요한 기능을 맡고 있다. 말하자면 12개의 순환계를 언제나 조절하여 장부에 과부족 없이 에너지를 공급하는 역할을 맡고 있는 것이 임맥과 독맥인 것이다.

그리고 이 경맥과 경맥을 흐르고 있는 에너지는 기혈(氣血), 혹은 영위(營衛), 경수(經水) 등으로 불리고 있다.

  왜 기혈이라고 할까? 이는 아마 고대 중국 사람들은 인간이 살고 있는 동안 콧구멍으로부터 체내로 흡수하는 에너지를 기(氣)라고 해석하고, 부상을 입었을 때 나오는 붉은 피와 함께 장부의 에너지가 된다고 생각하였을 것이다.

  한방에서는 이 12경 중 육장의 경맥에 해당되는 것을 음(陰), 육부의 경맥에 해당되는 것을 양(陽)이라고 하고, 각 증상을 음증(陰症)·양증(陽症)이라고 부르고 있다. 그리고 그 중에서도 몸의 앞면, 즉 배 쪽에 증상이 나타날 경우, 양증에서는 양명(陽明), 음증에서는 태음(太陰)이라고 하고, 마찬가지로 몸의 옆면에 나타나는 것은 각각 소양(少陽)·궐음(厥陰)이라 하며, 몸의 뒷면에 나타나는 것은 태양(太陽)·소음(少陰)이라 불리고 있다. 그러므로 육부의 하나이며, 그 증상이 몸의 앞면에 나타나는 위경은 양명위경(陽明胃經)이라는 것이 정확한 이름이다.

  그리고 이 경락 12개 가운데 주로 팔을 지나 장부로 도는 것과 다리를 지나 장부로 도는 것을 구별한다. 즉, 손의 태음폐경(太陰肺經), 손의 소양삼초경(少陽三焦經)이라 하여 경락이 흐르는 장소를 가리키고 있다.

경혈을 취(取)하는 법

 지금까지 경혈의 기본이라 할 수 있는 한의학의 체계와 사고 방식에 관하여 설명하였다. 다음에는 우리 몸의 어느 곳에 경혈이 있으며, 어떤 증상이 있을 때 어느 경혈을 어떻게 누르면 되는가, 왜 경혈을 누르면 증상이 완화되는가 등에 관하여 개략적으로 설명하기로 하겠다.
 인간의 몸에는 1년이 3백 65일인 것처럼 3백 65개의 경혈이 있다(WHO, 즉 세계보건기구에서는 361개를 선정했다). 이를 하나의 선(線)으로 체계화한 것이 앞서 말한 경락인 것이다.
 각 경락은 각 장부(臟腑)에 관계가 있으므로 몸에 이상이 생기면 반드시 그 경락에 적신호가 생긴다. 그러므로 증상에 따라서 경혈을 찾을 경우에도 먼저 어느 경락의 어느 경혈인가를 찾아내는 것이 가장 중요하다. 똑같이 머리가 아파도 아픈 장소가 폐의 이상으로 생

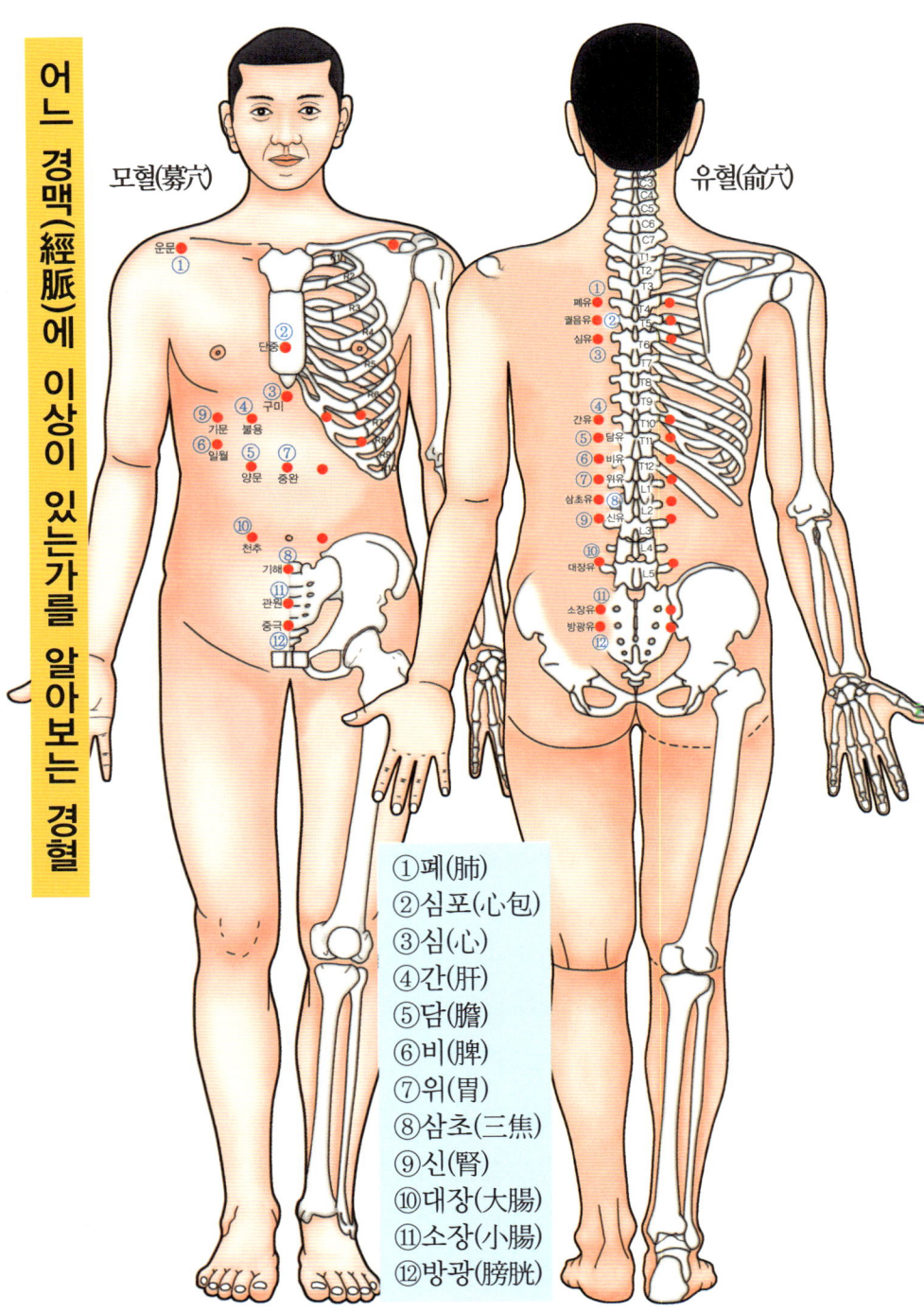

긴 것인지 간장 장해로 인한 것인지에 따라 눌러야 할 경혈도 달라지기 때문이다.

 앞 페이지의 그림에서 표시된 것은 12개의 장부와 12경의 경락의 이상을 찾아내는 경혈이다.

 그림에서 몸의 앞면 12군데와 몸의 뒷면 12군데 등 모두 24군데를 가볍게 만져 보고 쥐어 보고 눌러 보았을 때 따끔거리거나 고통을 느끼거나 응어리가 있거나 뻐근하면 그 경혈과 관계가 있는 경락이나 장부(臟腑)에 이상이 있다는 것을 나타낸다.

 어느 장부와 어느 경락에 이상이 있는지를 알게 되면 다음에는 각 장의 첫 페이지에 있는 경락 그림의 선을 따라 자기의 피부를 가볍게 손가락으로 쥐어 보면서 장소를 옮긴다. 즉, 몸의 앞면과 뒷면의 ①이 아프면 폐경이, ②가 아프면 심포경이, ③이 아프면 심경(心經)이 이상이 있으므로, 각 장의 첫 페이지의 그림을 펴놓고 각 경락을 따라서 경혈을 조사해 보는 것이다.

 각 장의 경혈의 위치에 대한 설명에는 몇 센티미터 떨어져 있다는 것보다, 사람마다 다른 체구와 나이에 따라 위치가 다르기 때문에 각 경혈마다 그림을 첨부하여 '골도분촌법'에 의한 위치를 표시했으므로 잘 이해해 주기 바란다. 몸 전체의 '골도분촌법'에 대한 설명은 225~227페이지에 있다.

 또한, 사람에 따라서 또는 병에 따라서도 달라지므로 자기 자신이 그 부근의 피부를 가볍게 눌러 보아야 한다. 똑같이 가볍게 눌렀는데도 어딘가 감각이 다른 곳, 즉 통증이 느껴지는 곳이 있을 것이다. 그 곳을 손가락 끝으로 가볍게 천천히 눌러 보면 매우 민감하게 반응이 오는 곳을 만나게 된다. 그 곳이 바로 병을 치료해 주거나 통증을 완화시켜 주는 경혈이다.

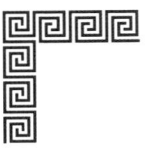

경혈은 기적이 아니다

 여기서 우리의 몸에 이상이 있으면 왜 경혈에 변화가 생기는가, 그리고 왜 경혈을 치료함으로써 병이 낫는가에 대하여 알아보자.
 한방에서는 여러 가지 병의 증상은 앞서 말한 기혈, 즉 에너지가 잘 순환하지 않기 때문에 생긴다고 생각한다. 육장 육부의 활동이 둔화되면 마치 수도의 호스를 발로 누른 것처럼 흐르지 않게 된다. 경혈은 경락에 있으며 이 에너지의 흐름이 막히기 쉬운 장소로 되어 있다.
 그러므로 경혈을 마사지·지압 또는 주무르거나 침을 놓거나 쑥으로 뜸을 떠서 막혀 버린 경락의 흐름을 촉진하고 여러 가지 증상을 없애 버리는 것이다. 이것이 경혈 치료의 기본 원리이다.
 경혈이라 하지만 우리들의 몸에 구멍이 뚫려 있는 것은 아니며 에너지의 흐름이 막혔기 때문에 여러 가지 현상이 나타나는 곳이라고 생각하면 된다.

　원래 한방의 이론은 현상론이 선행(先行)한다고 한다. 즉, 현대 의학은 어디까지나 해부학이나 생리학, 즉 인체의 구조와 기능에 입각하여 병체이론(病體理論)이 성립되며, 그럼으로써 비로소 진단 치료가 성립된다. 이에 비해 한의학에서는 먼저 현상에 대한 치료가 선행하고, 이를 뒷받침하기 위해 장부(臟腑) 경락 이론이 생긴 것이다.

　이를테면 경혈이라 불리는 오목한 부분을 잘 관찰해 보았을 때, 아프거나 뻐근하고 차갑거나 화끈거리는 경우에는 피부가 매우 까칠한 것을 알 수 있다. 본래 피부는 지방분과 땀이 적당히 나와 있을 때는 촉촉한 상태에 있지만, 지방분이나 땀의 분비가 나쁘면 까칠해진다. 이것은 순환(循環)・호흡(呼吸)・소화(消化)・비뇨(泌尿)・생식(生殖) 등 모든 장기의 기능을 지배하고 있는 자율 신경에 어떤 실조(失調)가 생긴 증거인 것이다. 그것은 피부의 지방분이나 땀을 적당히 분비하고 있는 신경도 역시 자율 신경이기 때문이다. 따라서 어느 경혈의 피부가 까칠한가를 살펴보면 그 피부를 도는 신경과 관련이 있는 어느 장기의 기능이 약해져 있는지 혹은 너무 고조(高調)되어 있는지를 알 수 있다.

　이 이론은 현대 의학에서도 실제로 증명되어 있다. 영국의 생리학자 헨리 헤드는 '몸의 조직과 내장의 변조는 뇌와 척수와의 관계가 깊은 신경을 통하여 피부와 근육에 여러 가지 변화를 일으킨다.'고 하는, 이른바 연관통(聯關痛)에 의한 피부절(皮膚節)의 학설을 세우고 있으며 이를 헤드의 띠〔帶〕라 한다. 한방에서는 이를 장부경락론(臟腑經絡論)이라는 입장에서 경락과 경혈의 열두 가지 계통에 체계화하고 있는 것이다.

　서양 의학의 경우에는 신경의 연결을 따라 몸을 가로로 자른 것처럼 피부절이 있으며, 이 마디를 따라 특히 아프거나 결리는 현상이 가장 많이 나타나기 쉬운 곳을 경혈이라 생각한다면, 한방에서는 양방에서도 보는 현상은 같으며 다만 설(說)을 수립하는 방법이 다를 뿐이다. 이것은 동양인과 서양인의 사고 방식의 차이에 있다. 이를테면 서양에서의 문자는 가로로 쓰는 횡서(橫書)이며, 인륜 도덕에 있어서도 부부라는 횡적 관계가 중요시되는 데 비하여 동양에서의 문자는 세로로 쓰는 종서(縱書)이며, 군신 부자라는 인륜 관계가 종적인 관계로 중요시되고 있다는 점을 생각한다면 매우 흥미 깊다.

흔히 치질로 고생하고 있는 환자에게 머리에 있는 경혈에 침이나 뜸을 뜨면 서양인들은 이상하게 생각한다. 그러나 경혈이라는 것은 하나의 내장을 도는 경락이 막혀서 표면의 피부에 증상이 가장 잘 나타나는 점이므로 항문의 병을 머리의 경혈로써 치료하는 것은 전적으로 이치에 맞는 일이다.

그리고 침·뜸·지압·마사지로써 통증이나 마비가 없어지는 것은 통증이나 마비가 있는 곳으로부터 중추에 전달되는 감각이 정상화되는 것이라는 사실은 전기 생리학의 실험을 통해서도 증명되고 있다.

그리고 몸이 냉하거나 화끈거리거나 결리는 현상이 나타나는 곳은 혈액의 흐름과 근육의 움직임 등을 근전계(筋電計)나 광전(光電) 트랜지스터 맥파계(脈波計), 또는 피부의 전기 저항 등을 통하여 살펴보면 이와 같은 증상이 자극에 의하여 제거되는 것을 알 수 있다. 이러한 실험은 한방 연구실에서 매일 실시하고 있을 뿐만 아니라 조직이나 내장 기능의 이상이 피부와 근육에 여러 가지 현상으로서 나타났을 때는 경혈에 자극을 줌으로써 그 현상을 제거하고 역과정(逆過程)을 통하여 생체 기능의 이상을 정상화할 수 있는 것으로 밝혀

졌다.

　최근에는 주사를 놓을 때도 경혈 자리에 놓는 것이 더욱 효과적이라는 것인 확인되었다. 통증에 대한 임상 연구실은 대학의 페인 클리닉(pain clinic)이나 그 밖에 의학 연구 기관에서도 경혈 연구를 시작하고 있는 곳이 적지 않다.

　이상과 같은 관점에서 보더라도 한의학이 신비한 것도 아니고 기적도 아니며, 경험을 통한 과학적 치료법임을 알 수 있다.

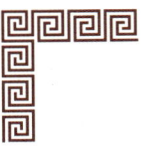

손가락으로 하는 경혈 치료법

　마지막으로 경혈을 사용하는 치료법에 관하여 간단히 설명해 보겠다.

　경혈 치료법에는 안마·지압·침·뜸 등이 있는데, 그 중에서도 가장 간편한 것은 도구가 필요 없는 손가락을 사용하는 안마·지압 치료법이다. 여기서는 손가락을 사용하는 네 가지의 수기(手技) 요법에 관하여 설명해 본다.

(1) 경혈을 쓰다듬는다

　안마는 앞에서 설명했듯이 침구와 맞먹는 한방의 치료법의 한 분야이다.

　먼저 몸에 손을 붙인 다음 적당한 압박을 가하여 쓰다듬는다. 이 경우 손바닥 전체로 쓰다듬거나 엄지손가락만으로 쓰다듬거나 혹은 엄지손가락 이외의 네 손가락을 모아서 쓰다듬어도 상관없다.

(2) 경혈을 비빈다

경락(經絡)을 따라 손바닥 전체나 엄지손가락 또는 네 손가락의 바닥으로 계속 작은 원을 그리면서 장소를 옮겨 가면서 비벼 준다.

이 경우 손가락 끝을 움직이지 말아야 하며, 손가락이나 손바닥을 경혈에 붙인 채 손목과 팔꿈치를 움직이면서 비벼야 한다. 손가락 끝을 움직이면서 비비게 되면 피부가 벗겨져 상처가 날 수가 있으므로 주의해야 한다.

(3) 경혈을 비비고 주무른다

이 방법은 경혈을 대상으로 하여 그 부분이 뻐근할 때, 또는 응어리를 풀 때 이용한다.

그 요령은 손바닥이나 엄지손가락의 바닥 또는 네 손가락의 바닥을 경혈에 붙이되, 처음부터 끝까지 누르는 힘의 변화가 있어서는 안 된다. 누르는 힘은 대체로 3~5kg 정도가 가장 적당하다. 이 힘이 어느 정도인지 알고 싶다면 집에 있는 체중계 위에 손바닥이나 엄지손가락, 또는 네 손가락으로 눌러 보면 된다. 눈금 위를 바늘이 움직이는 것으로써 누르는 정도를 알 수 있다.

그리고 실제로 남의 몸을 치료할 때는 경락이 뻗은 선 위와 경혈을 중심으로 쓰다듬는다. 주로 엄지손가락이나 집게손가락만으로, 때로는 네 손가락으로 피부 위로부터 점 모양이나 덩어리 모양, 또는 줄 모양으로 집히는 딱딱한 응어리를 목표로 삼아 그 곳을 주무르듯이 비비는 것이다. 서서히 부드럽게 힘을 가해야 한다.

(4) 경혈을 누른다

이른바 지압이라 불리는 것으로서 방법은 간단하다. 그저 엄지손가락이나 다른 네 손가락, 또는 손바닥 전체로 처음에는 가볍게 누르다가 서서히 강하게 누르는 것뿐이다. 한 군데를 3초에서 5초 정도 누른다. 기능이 너무 고조(高調)되어 통증이나 경련이 생겼을 때 이를 가라앉히기 위해서는 좋은 방법이다. 상황에 따라 가볍게, 때로는 강하게, 빨리, 때로는 천천히, 이처럼 여러 가지 변화를 주면서 응용하면 더욱 효과가 있다.

 이 밖에도 최근에는 헤어 드라이어나 시판되고 있는 여러 가지 건강 기구를 이 경혈에 응용하는 등 광범위하게 사용되고 있다. 이런 것도 경혈 활용법의 하나로서 알아 두면 매우 편리할 것이다.
 이상과 같이 하나하나의 경혈에 대한 체계와 효용을 이해하였다면 경혈에 대한 설명에 따라 몸에 있는 경혈을 찾아내어 나 자신만 아니라 다른 사람의 건강과 미용에도 많이 이용하여 좋은 일을 많이 하기 바란다.

제2장 14경락(經絡)과 142경혈(經穴)

이 장에서는 361개의 경혈 중에서 가장 많이 사용하는 중요한 경혈 142개만 소개한다. 그러면 이제부터 어떤 경혈이 어느 병을 다스리는지를 알아보자.

1) 폐경(肺經)

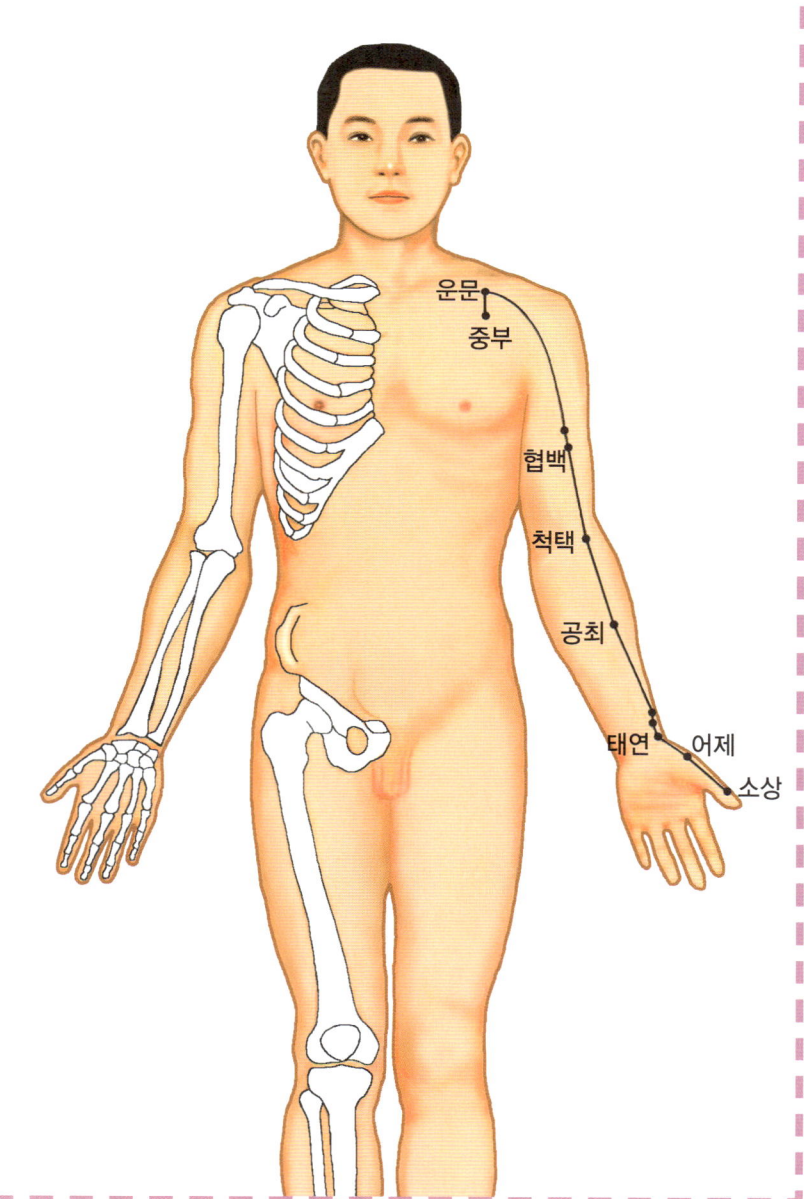

폐경肺經

1) 폐경(肺經)

폐가 약한 사람은 짠 음식을 좋아한다

먼저 폐를 도는 폐경(肺經)부터 설명하기로 하겠다. 폐경은 앞 페이지의 그림에서 보았듯이 폐를 중심으로 하여 가슴으로부터 팔, 손바닥으로부터 엄지손가락의 손톱 주위까지의 경맥을 말하는데, 여기에는 폐에 병이 나서 생기는 여러 가지 증상을 완화시키는 경혈이 모여 있다.

폐는 오장(五臟) 중에서도 가장 중요한 곳이며, 외부로부터 흡입한 공기를 오장에 배분하는 역할을 하고 있다. 말하자면 가스를 교환하듯이 외기(外氣)를 충분히 흡입하고, 또 이를 외부로 배출하는 일을 하고 있는 것이다.

이 소중한 폐의 기능이 둔화되면 당연히 폐경의 흐름도 나빠지게 된다. 그러므로 폐경의 경혈을 쓰다듬거나 지압해 주어서 잘 흐르게 함으로써 폐의 기능을 본래의 상태로 되돌릴 수 있다. 경혈은 경락의 흐름이 막히거나 괴는 곳이므로 이 곳을 제거하면 잘 흐르게 되는 것이다.

그러면 폐의 기능이 약해지면 어떤 증상이 나타날까?

먼저 얼굴이 상기되거나 입 안이 마르고 가슴이 답답하거나 기침이 나거나 가슴이 두근거리고 숨이 가쁜 증상 등이 나타난다.

그리고 팔에서부터 손목에 걸친 통증과 저린 증상, 손바닥이 화끈거리거나 목소리가 높고 날카로워지며, 특히 〈사·샤·서·셔·소·쇼·수·슈·스·시〉의 발음이 시원치 않다. 그리고 피부는 까칠거리고 윤기가 없으며 하얗게 되는 것이 폐경의 증후군이다.

공기를 몸 안에 흡입하는 폐가 약하기 때문에 당연히 기력도 없어지고, 연약해 보이고 믿음직스럽지 않아 보인다. 기호도 기름기 있는 것보다는 생선처럼 산뜻한 맛이 있는 것으로 바뀐다. 특히 짠 것을 좋아하게 된다.

이와 같은 증상을 자각하면 우선 폐의 작용이 약해졌다고 보아도 틀림없을 것이다. 그러므로 폐경에 있는 경혈을 마사지하거나 지압하거나 침을 놓거나 뜸을 떠 주어 폐경의 흐름을 원활하게 하여 이러한 증상을 제거한다. 다만 한방에서 말하는 폐는 현대 의학에서 말하는 폐장(허파)과는 다르며, '폐를 앓는다'고 하더라도 결핵이나 폐렴이 아니라 보다 폭넓은 호흡기 장해를 가리킨다.

폐경(肺經)에는 가슴에서부터 엄지손가락의 손톱 언저리까지 11개의 경혈이 줄지어 있다. 앞에서 설명한 그런 증상이 있으면 이들 중의 어느 것을 쓰다듬거나 눌러 보면 반드시 아픈 곳이 있을 것이다.

다만 각 증상에 따라 사용하는 경혈도 다르므로 가장 효과적인 경혈을 선정해야 한다.

이 장에서는 11개의 경혈 중 평소에 흔히 사용되는 8개의 경혈에 관하여 자세히 설명하기로 하겠다.

1. 중부(中府) 천식·발작에 잘 듣는 경혈

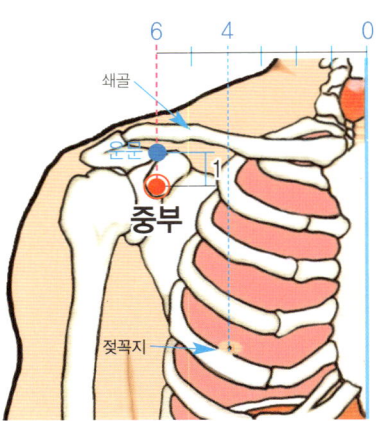

 배낭을 짊어질 때 배낭의 끈이 몸에 닿는 부분에 쇄골이라는 뼈가 있다. 이 쇄골에서 4~5cm쯤 내려간 곳을 좌우 똑같이 가볍게 눌러 보면 왼쪽은 그다지 느낌이 없지만 오른쪽은 통증이 느껴지는 응어리를 만나게 될 것이다.

 이 곳이 **중부**(中府)라는 경혈이다.

 옛날부터 부(府)라 하면 사람이 모이는 한 나라의 중심지이다. **중부**(中府) 혈도 폐경 중에서 가장 중요한 경혈이며, 폐를 앓을 때 여러 가지 증상이 여기에 집중되는 곳으로 되어 있다.

 폐경(肺經)이 막혀 있는지 어떤지는 이 경혈을 쓰다듬고, 누르고 비벼 보아서 통증이 있는지를 살펴보아야 한다.

 중부(中府) 혈을 가볍게 쓰다듬거나 누름으로써 여기에 모인 병의 근원을 몰아낼 수 있기 때문이다.

 가슴이 답답하고, 숨이 가쁘며 기침이 나는 증상이 있을 때에는 이 곳을 조용히 누르는 것만으로도 이와 같은 증상이 가라앉고 편하게 된다. 그리고 감기에 걸렸을 때에도 이 경혈이 흔히 사용되므로 알아두면 편리하다.

2. 운문(雲門) 50대의 견비통에 잘 듣는 경혈

동양 의학에서는 쇄골보다 위를 천부(天部), 쇄골에서 배꼽까지를 인부(人部), 배꼽에서 아래를 지부(地部)라 부른다.

하늘과 땅 사이에 생물이 있고 자연계가 성립되고 있다고 해서 이를 소자연(小自然)인 인간에 해당시켜 이와 같은 이름이 붙여진 것이다.

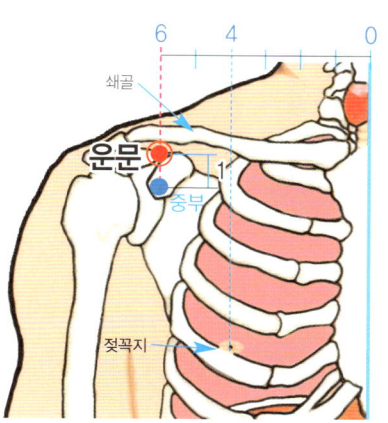

운문(雲門) 혈은 쇄골 바로 밑에 있으며 인부에서 천부로 들어가는 구름 위에 솟아 있는 문이라는 것을 나타내고 있다.

중부(中府) 혈 바로 위에 위치하는 운문(雲門) 혈은 중년이 되면 대개의 사람들이 고통을 겪는 50대의 견비통(肩臂痛) 외에도 콧물 감기나 또는 목이 아프거나 목이 쉴 때 이를 치료하기 위해 많이 사용한다. 운문(雲門) 혈이나 **중부**(中府) 혈 모두 현대 의학으로 보더라도 신경과 혈관이 복잡하게 얽혀 있는 중요한 곳이다.

이처럼 중요한 곳을 병이 나지 않았는데도 늘 압박하면 어떻게 될까? 최근에 '배낭 마비'라 하여, 하이킹이나 등산을 하느라 무거운 짐을 짊어지고 오랫동안 걸었기 때문에 팔이 저리거나 냉증에 걸려 어깨를 움직이지 못하는 병이 젊은 여성들 사이에서 많이 늘어나고 있다. 이것은 **중부** 혈이나 운문 혈을 무의식 중에 계속 눌렀기 때문에 생긴 증상이다.

1) 폐경(肺經)

3. 협백(俠白) 기침이나 숨이 가쁠 때 잘 듣는 경혈

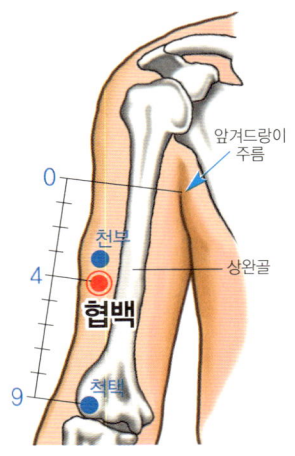

한방에서는 인체를 자연계의 소자연으로 비유하고 있다. 장부(臟腑)라 불리는 가슴과 뱃속에 있는 내장 가운데 간(肝)과 담(膽)은 목(木=靑), 심(心)과 소장(小腸)은 화(火=赤), 비(脾)와 위(胃)는 토(土=黃), 폐(肺)와 대장(大腸)은 금(金=白), 신(腎)과 방광(膀胱)은 수(水=黑)로 표현하고 있는 것이다. 그러므로 협백(俠白) 혈의 백(白)은 금(金), 즉 폐(肺)를 가리킨다.

옛날부터 폐를 앓으면 피부의 영양이 나빠지고 얼굴빛이 하얗게 변한다고 하여, 폐결핵 미인이라는 말이 전해올 정도이다.

본래는 폐의 빛깔은 흰 빛깔로 표현되며, 그것은 피부에 나타나기 때문에 비롯되고 있는 것이다.

따라서 협백(俠白)이라 하면 폐를 사이에 둔 경혈이라는 뜻이다. 기침이 나고 숨이 가쁠 때, 특히 심한 기침 때문에 콜록거릴 때 매우 잘 듣는 경혈이다.

손바닥을 안쪽으로 하여 팔을 내려 차려 자세를 할 때 젖꼭지 높이와 같은 곳에 팔에 힘살이 생기는 부드러운 근육이 있는데, 이 곳이 협백(俠白) 혈이다.

4. 척택(尺澤) 팔이 아프거나 저리는 것을 없애 주는 경혈

척택(尺澤)은 팔꿈치 안쪽에 있으며 팔의 중요한 경혈이다. 특히 팔이 아프거나 저릴 때, 또는 손이 화끈거릴 때에 이를 완화시켜 준다.

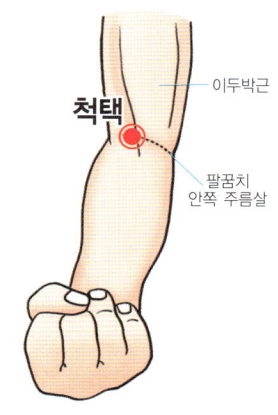

팔을 구부리면 팔꿈치 안쪽에 매우 단단한 근육이 나타난다. 이 부근의 피부를 가볍게 쥐거나 엄지손가락으로 가볍게 눌러 보았을 때 손끝이 저리는 듯이 느껴지는 곳이 **척택**(尺澤) 혈이다.

팔꿈치가 접혀지는 부위에서 엄지손가락 쪽으로 움푹 들어간 곳에 있으며 한방에서 말하는 기·혈이 흐르는 경맥의 언저리로, 마치 강가의 물과 풀이 난 곳에 해당되기 때문에 이 이름이 붙여졌다. 뼈와 살이 들어간 곳, 즉 택(澤)에 해당되는 곳이다. 호스를 발로 누르면 막혀서 물이 흐르지 못하는 것과 마찬가지로 이 경혈을 누르면 혈액 순환이 나빠지고 손끝이 저리게 된다. 이와 반대로 누르지 않고 가만히 있어도 팔이 저리거나 아픈 것은 **척택**(尺澤) 혈이 막혀 있기 때문이다. 여기를 누르거나 침 또는 뜸을 떠서 잘 흐르게 함으로써 아픈 것과 저린 것을 제거하는 것이 한방의 치료법이다.

물론 이 경혈도 폐경의 경혈 가운데 하나이므로 다른 경혈과 마찬가지로 입 안이 마르고 가슴이 답답하며 가슴이 뛰는 증상에 효과가 있다.

5. 공최(孔最) 감기에 잘 듣는 경혈

최근에는 대기 오염으로 인하여 천식 등과 같은 증상으로 고통을 겪는 사람들이 무척 많아졌다. 특히 노인이나 어린이에게 많은 것 같은데 이 공최(孔最) 혈은 감기 이외에도 새벽녘과 밤중에 발작하는 심한 기침을 가라앉히는 데 매우 효과가 있다.

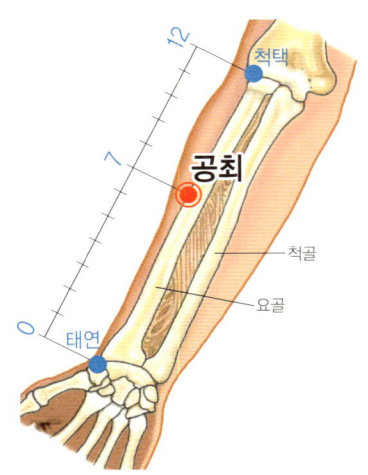

손바닥을 위로 하여 팔꿈치에서 손목까지를 3등분하여 손목에서 3분의 2 정도 떨어진 곳에 있는데, 엄지손가락 쪽을 향한 곳을 손가락으로 가볍게 쓰다듬어 보면 반드시 따끔거리는 통증이 있을 뿐만 아니라 가볍게 눌렀는데도 반사적으로 고통을 호소하는 소리를 지를 만큼 자극이 강한 곳이 있다. 이 곳이 공최(孔最) 혈이다.

최(最)라는 글자는 어떤 것을 표현할 때 가장 큰 비중을 두는 뜻으로 사용되는데, 공최 혈도 폐경(肺經)의 사기(邪氣)가 가장 많이 모인다는 것을 나타내며 극혈이라 하여 뼈와 살이 마주치는 곳에 있다. 급성 발작적인 심한 기침은 공최 혈을 누르는 것만으로도 제법 누그러진다. 그리고 증상이 심할 때는 등에 있는 제3흉추의 양쪽에 있는 폐유(肺兪) 혈과 함께 눌러 주면 더욱 효과를 볼 수 있다.

이 밖에도 공최(孔最) 혈은 만성 천식과 항상 가슴이 답답하고 목에서 가래가 나오며 심한 기침이 나는 증상을 완화시키는 데 흔히 사용된다.

6. 태연(太淵) 폐경의 이상을 알아보는 경혈

모든 병의 증상은 경맥(經脈) 속을 흐르는 경수(經水)가 막혀 있기 때문이라는 것이다.

태연(太淵) 혈은 연(淵)이라는 글자가 나타내고 있듯이 연못처럼 경수가 고이기 쉽고 막히기 쉬운 곳이며 폐경의 모든 사기가 여기에 모이는 것으로 되어 있다. 따

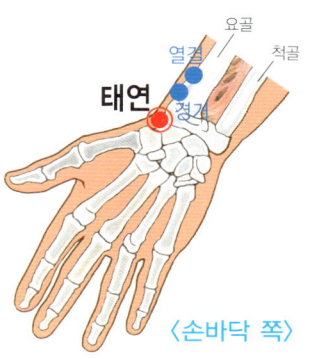

〈손바닥 쪽〉

라서 폐에 관계되는 증상은 일부러 앞가슴을 풀어 헤쳐 볼 것도 없이 이 경혈을 살펴보면 곧 알 수 있다.

따라서 폐경 중에서도 중요한 경혈의 하나이다.

다섯 개의 손가락을 힘주어 펴면 손바닥 쪽으로 엄지손가락의 뿌리 부근에 굵은 근육이 나타난다. 이 근육의 엄지손가락 쪽을 가볍게 눌러 보았을 때 고통을 느끼는 곳이 **태연**(太淵) 혈이다. 더 자세하게 설명하자면, 손바닥 쪽 손목 안쪽 주름살 끝부분의 오목한 부분이다.

심한 기침이 날 때나 목이 아플 때를 비롯한 폐경의 증상을 제거할 때는 반드시 이 경혈이 이용된다. 천식을 앓는 사람에게도 이 **태연**(太淵) 혈에 뜸을 뜨거나 침을 놓거나 지압을 함으로써 매우 효과적으로 천식을 제거할 수 있다.

7. 어제(魚際) 설사를 멎게 해 주는 경혈

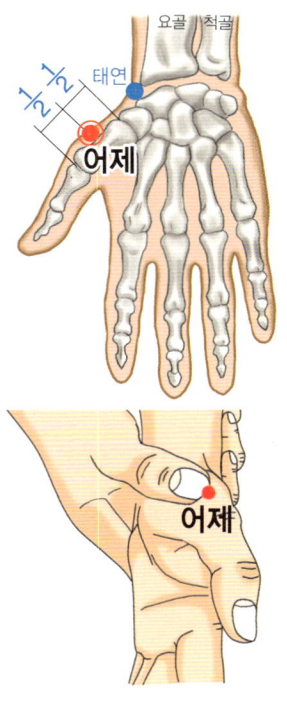

손바닥을 펴면 엄지손가락의 뿌리 부분에 물고기의 배와 비슷한 곳이 있는데 이것을 어복(魚腹)이라고 하였다. **어제**(魚際) 혈은 이 머리의 가장자리에 있는데, 피부를 가볍게 눌러 보았을 때 아프게 느껴지는 곳이 **어제** 혈이다.

이 경혈은 장(腸)의 상태가 나쁠 때 사용된다. 음식을 너무 많이 먹어서 설사를 할 때, 어복을 가볍게 만져 보면 핏줄이 나타나는데, **어제**(魚際) 혈을 잠시 누르고 있으면 핏줄이 차차 없어진다. 그와 동시에 설사의 증상이 누그러지는 것을 느낄 수 있다. 예로 들면 장의 상태가 나빠지면 어복의 맥이 푸르게 나타난다고 하므로, 뱃속을 편하게 하고 싶으면 **어제**(魚際) 혈을 잘 이용하라고 한다.

왜냐하면 한방에서 폐와 대장(大腸)은 앞에서 설명한 것처럼 오행의 금(金)에 속하며 표리(表裏) 관계에 있기 때문이다.

그리고 피로할 때는 손바닥이 몹시 화끈거리는데, **어제** 혈은 이를 치료하는 데도 유효한 경혈 중 하나이다. 피로할 때 무리를 하면 감기가 약간 들어도 기관지염이나 폐렴 등에 쉽게 걸리는데, 그 최초의 징후가 이 혈에 나타나므로 평소에 잘 관찰하는 것이 좋다.

8. 소상(少商) 목소리를 조정해 주는 경혈

폐경(肺經)의 마지막은 엄지손가락의 바깥쪽 손톱 뿌리에 있는 **소상**(少商) 혈이다.

정확한 위치는 엄지손가락 손톱의 몸 쪽 모서리 수직선과 손톱 뿌리의 수평선이 만나는 지점이다.

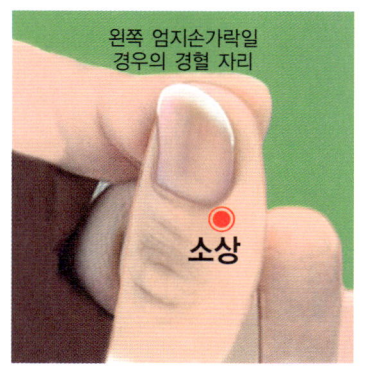

소(少)란 적다, 작다, 그리고 맨 끄트머리를 뜻하는데, **소상**(少商) 혈은 경맥의 끄트머리에 있다. 상(商)은 음양오행의 각(角)·치(徵)·궁(宮)·상(商)·우(羽)라는 다섯 가지 음계의 네 번째 음에 해당된다.

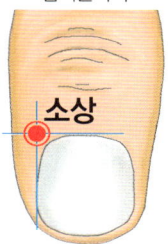

이 다섯 가지 음계는 궁중의 아악 등에 사용되며 자연계의 목(木)·화(火)·토(土)·금(金)·수(水)에 해당된다. 따라서 상(商)은 금(金), 즉 폐나 대장에 관계되고 있음을 알 수 있다.

그러므로 **소상**(少商) 혈이라는 이름을 듣는 것만으로도 그것이 폐 또는 대장의 경맥의 끄트머리에 있는 경혈이라는 것을 알 수 있다. 이와 같이 대부분의 경혈은 각각 뜻을 지니고 있으며 이름만으로도 위치와 계통과 효용을 알 수 있게 되어 있다. 아악에서 상음(商音)이라 하면 가늘고 음정이 높은 음을 말하는데 확실히 폐를 앓으면 가늘고 쇄된 소리를 낸다고 한다. 즉 폐의 병의 음(音)인 상음(商音)이 되는 셈이다.

소상(少商) 혈은 폐를 앓을 때 나타나는 가는 목소리와 쇄된 목소리를 조정하여 본래의 상태로 되돌리는 역할을 맡고 있는 경혈이다. 목소리가 조정됨에 따라 증상도 회복되므로 참으로 신기하다. 그리고 피로 때문에 손바닥이 화끈거리는 것도 치료해 준다.

2) 대장경(大腸經)

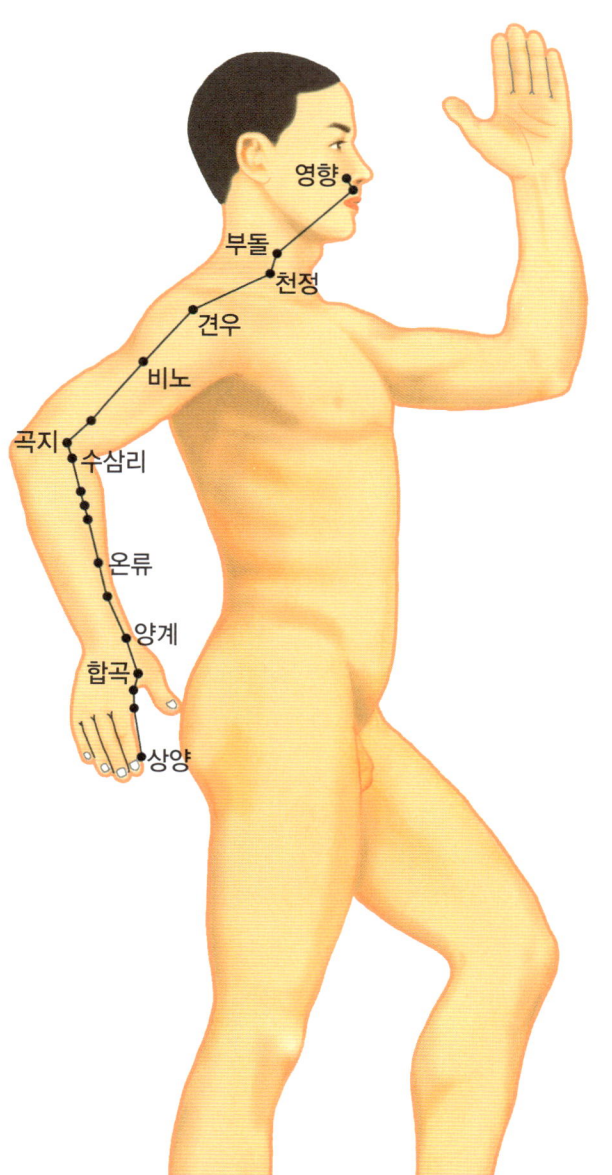

2) 대장경(大腸經)

눈의 흰자위가 노랗게 되는 것은 대장의 적신호이다

　대장경은 폐경과 매우 밀접한 관계에 있는 경맥(經脈)이다. 이를테면 폐를 앓으면 영양이 나빠져 피부색이 하얗게 변하게 되는데 호흡기(呼吸器) 계통의 기능이 좋지 않을 때도 이와 마찬가지로 영양실조(失調)의 상태가 생긴다. 이와 같은 경우에는 소화를 관장하는 대장(大腸)의 기능을 조정하면 저절로 체력이 회복되어 폐의 기능도 본래의 상태로 되돌아간다.

　현대 의학에서는 대장이라 하면 길이 1.5m가 되는 소화기관이며, 소장에 이어져 막창자꼬리(충수), 막창자(맹장), 오름창자, 가로창자, 내림창자, 구불창자, 항문에서 끝난다. 한방 의학에서는 이것을 배꼽 위 약 2cm(1촌) 떨어진 **수분(水分)** 혈에서 소장으로 이어져 구부러지기를 16번 하여 구불창자를 거쳐 항문에서 끝나는 것으로 되어 있다. 그리고 **수분(水分)** 혈에서 물과 찌꺼기로 분류되는데, 이 찌꺼기를 몸 밖으로 내보내는 기관이 대장이라는 것이다.

　이 대장과 대장을 도는 경맥에 이상이 생기면 먼저 눈이 누렇게 변하거나 이가 아프고, 코가 막히거나 때때로 코피가 터지며, 입안이 마르거나 목 안이 붓고 아프거나 목이 아프며, 어깨에서 팔, 특히 집게손가락까지 아파서 잘 움직이지 못하는 등의 징후가 나타난다.

이럴 경우에는 배꼽에서 양쪽으로 약간 떨어진 곳에 **천추(天樞)** 혈과, 제4요추의 양쪽, 즉 허리띠가 걸리는 양쪽 허리뼈 밑에 있는 **대장유(大腸兪)** 혈에 힘줄이 불거져 딱딱한 느낌이 들고 손가락으로 가볍게 누르기만 해도 다른 곳에서는 느끼지 못하는 따끔하면서도 독특하게 느끼는 통증 같은 것이 있을 것이다.

이와 같은 증상이 없어지지 않고 계속되면 이는 대장의 적신호이므로 곧 대장경의 각 경혈을 잘 찾아 마사지하거나 지압하거나 때로는 뜸 치료를 해 주어야 한다.

대장경은 집게손가락의 손톱 뿌리 부분에서부터 시작된다. 그리고 앞 페이지의 그림에서 보는 것처럼 집게손가락에서부터 앞팔의 엄지손가락 쪽을 따라 곧장 위로 올라가 팔꿈치 위팔을 지나 등뼈로 나온다. 그리고 일단 목덜미의 뿌리 부분으로 가서 거기서부터 쇄골 위에 있는 오목한 곳을 지나 가슴 속으로 들어간 다음 폐까지 내려간다. 그리고 폐 속을 순환한 후에 대장으로 이어져 이 곳을 돎으로써 이 경맥은 끝이 난다.

한편 쇄골 위에 있는 오목한 곳에서 대장경으로부터 갈라진 가지는 목과 볼을 지나 아랫니의 잇몸을 돌고 입을 거쳐서 코와 입술 사이의 중앙으로 나간다.

그리고 좌우로부터 온 경맥이 여기서 왼쪽 것은 오른쪽으로, 오른쪽 것은 왼쪽으로 교차하고 콧방울의 양쪽에서 끝난다.

이 경맥의 경로에 있는 것이 대장경(大腸經)의 경혈이다. 경혈은 모두 20개 있지만 여기에서는 자주 사용되는 11개의 경혈에 대해서만 설명한다.

9. 상양(商陽) 설사를 자주 할 때 잘 듣는 경혈

대장경은 먼저 이 **상양**(商陽) 혈에서부터 시작된다. 위치는 집게손가락의 엄지손가락 쪽 손톱의 뿌리 부근에 있다.

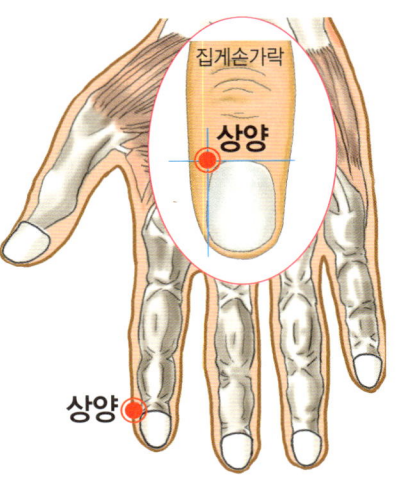

이 이름은 폐경이 목의 뿌리 부분으로부터 팔을 지나 엄지손가락 끝에 있는 **소상**(少商) 혈에서 끝나 여기서부터 대장경으로 옮겨간다는 것을 나타내고 있다.

왜냐하면 한방에서는 오장 육부의 부(腑)는 양(陽), 장(臟)은 음(陰)으로 대장은 양에 속하며 폐는 음에 속하기 때문이다.

따라서 폐경의 **소상**(少商) 혈이 양경(陽經)인 대장경으로 옮겨가는 곳에 있으므로 **상양**(商陽)이라는 이름이 붙은 것이다. 각 경맥에 있는 첫 경혈은 정혈(井穴)이라 불리며 매우 중요시되고 있다.

상양(商陽) 혈은 대장경 중에서도 특히 장의 상태가 나빠서 설사 기미가 있을 때 매우 잘 듣는 경혈이다. 그리고 단지 설사할 때뿐만 아니라 감기가 들어서 열이 있을 때 일으키는 설사에 잘 듣는다.

잘 생각해 보면 감기와 장은 결코 관계가 없는 것은 아니다. 무심코 배를 차갑게 하여 감기에 걸리는 경우가 많은데 이 때문에 감기로 인한 두통이나 발열과 동시에 배가 쌀쌀 아프거나 설사를 자꾸 하게 된다. 이와 같은 경우에 **상양**(商陽) 혈은 일석이조의 효과를 발휘한다.

10. 합곡(合谷) 위장 상태의 척도가 되는 경혈

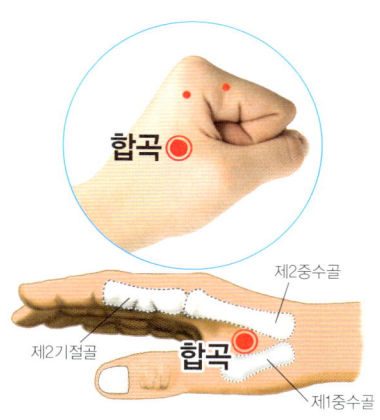

이 경혈의 별명은 호구(虎口)이다. 왜냐하면 엄지손가락과 집게손가락 사이에 있으며, 이 두 손가락을 펴서 그림자놀이를 하면 호랑이가 입을 벌리고 있는 듯한 모습이 되기 때문이다.

각 경(經)의 가장 중요한 경혈을 원혈(原穴)이라 하는데, 대장경의 원혈은 이 **합곡**(合谷)이다. 즉, 대장에 병이 있는지 없는지는 이 경혈을 만져 보면 곧 알 수 있다. 이 경혈 부분을 가볍게 쥐어 보고 또 눌러 보고 주물러 본다. 그렇게 하면 그 속에 단단한 것이 만져진다. 만약 대장에 이상이 있으면 그 곳이 아프게 느껴질 것이다.

여기서 엄지손가락과 집게손가락을 가볍게 벌린 상태에서 **합곡**(合谷) 혈을 가볍게 눌러 본다. 이 때 손가락에 닿는 촉감을 기억해 둔 다음, 이번에는 다리를 뻗고 편하게 있는 상태에서 똑같이 부드러우면 위나 장의 상태가 좋다고 보아도 되지만 부드러운 정도가 다르면 상태가 나쁘다는 증거이다.

또한 한방에서는 배가 딱딱하면 실증(實證)이라고 하고 부드러우면 허증(虛症)이라 하여 구별하고 있다.

이 밖에도 **합곡**(合谷) 혈은 목구멍이 아프거나 이와 잇몸이 아플 때, 눈이 피로할 때, 이명(耳鳴), 그리고 특히 얼굴에 나는 부스럼 등에 잘 듣는 경혈로서 중요하게 취급하고 있다.

11. 양계(陽谿) 손목이 아플 때 잘 듣는 경혈

양계(陽谿)의 양(陽)은 **상양**(商陽) 혈의 양과 같은 뜻으로서 대장경의 하나에 속하고 있다는 것을 알 수 있지만 이 경혈이 손등에 있다는 것도 알 수 있다. 왜냐하면 일반적으로 손에 있는 경혈은 손등이 양(陽), 손바닥이 음(陰)으로 되어 있기 때문이다.

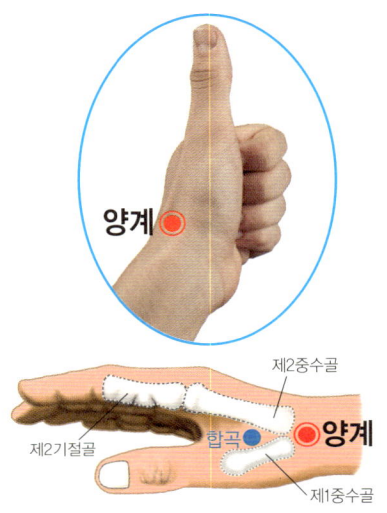

엄지손가락에 힘을 주어 꼿꼿이 세워 보면 엄지손가락의 손등 쪽 뿌리 부분에 두 개의 딱딱한 힘줄이 뚜렷이 나타난다. 이 두 개의 힘줄 사이의 우묵하게 들어간 곳이 **양계**(陽谿) 혈이다. 험한 산에 둘러싸인 계곡과 같다는 뜻에서 계(谿)라는 글자가 붙어 있는 것이다.

이 밖에도 인간의 몸 속을 흐르는 경수(經水)가 뼈나 근육 사이에서 우묵 들어가 계곡을 이루고 있는 경혈에는 이 계(谿)의 글자가 흔히 붙는다.

양계(陽谿) 혈은 특히 목구멍이나 이가 아플 때, 이명(耳鳴), 청각 장애, 그리고 손목 관절에 여러 가지 고장이 나타날 때 환부(患部)에 매우 가까운 경혈이므로 직접적인 효과가 있다. 손목을 움직이면 아프다거나 손목의 움직임이 왠지 거북하고 딱딱하게 느껴질 때에도 이를 풀어 주는 데 안성맞춤인 경혈이다.

12. 온류(溫溜) 대장의 급성 증상에 잘 듣는 경혈

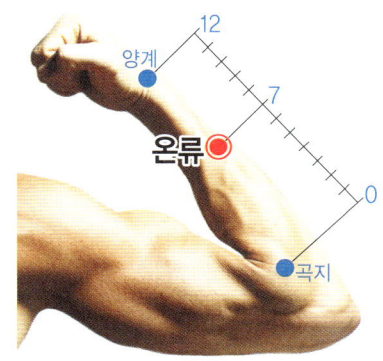

온류(溫溜)라는 이상한 이름은 체내의 사기(邪氣)가 열을 지니고 이곳에 모인다고 해서 붙여졌다. 사기란 풍사(風邪)처럼 병을 일으키는 근원이 되는 것이다.

이 경혈은 대장경의 극혈(郄穴;뼈와 살이 마주치는 곳)이므로 특히 대장의 급성 증상에 잘 듣는다.

위치는 손목과 팔꿈치의 중간쯤이며 엄지손가락 쪽에 있다. 손목과 팔꿈치 사이의 피부를 주의깊게 주무르거나 눌러 보면 엄지손가락 쪽에 딱딱한 힘줄이 있는 것을 알 수 있다. 그 힘줄 바로 위에서부터 손가락으로 가볍게 누르면 찡하는 통증이 퍼진다. 이 곳이 **온류**(溫溜) 혈이다.

온류(溫溜) 혈은 옛날부터 대장의 표열(表熱)이라 하여 급성 장염(腸炎)이나 배탈을 동반한 발열이나 설사를 할 때 잘 듣는 경혈로서 흔히 사용된다.

이 외에도 앞에서 소개한 **합곡**(合谷) · **양계**(陽谿) 등과 같은 경혈과 마찬가지로 팔과 다리의 근육이 아프거나 치통에도 흔히 사용된다. 이와 같은 증상에 잘 맞는 몇 개의 경혈은 그저 하나만을 사용하여 치료하는 것보다 몇 개의 경혈을 함께 사용하는 편이 효과가 큰 것은 두말 할 필요가 없다.

13. 수삼리(手三里) — 초조(焦燥)를 진정시켜 주는 경혈

삼리(三里)라는 경혈은 다리에도 있다. 그러므로 이 경혈은 다리의 **족삼리**(足三里)와 구별하여 **수삼리**(手三里), 혹은 상삼리(上三里)라 불린다.

위치는 앞팔의 엄지손가락 쪽, 팔꿈치의 구부러진 곳으로부터 약 6cm 정도 떨어진 집게손가락 쪽에 있다.

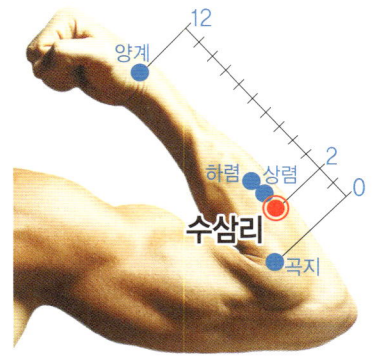

더욱 자세히 설명하자면, 팔을 새끼손가락을 바닥을 향해 내리고 엄지손가락이 위로 가도록 한 다음 **양계**(陽谿) 혈과 **곡지**(曲池) 혈을 연결하는 선상(線上)에서 팔꿈치의 오금주름에서 아래쪽으로 2촌 부분에 있다. 이 **수삼리**(手三里) 혈 바로 가까운 곳에 같은 선상에 **상렴**(上廉)과 **하렴**(下廉)이라는 경혈이 있다.

3개의 경혈이 1촌(寸)씩 떨어져 같은 길에 나란히 있는데, 그 세 번째 경혈이라고 해서 **수삼리**(手三里)라는 이름이 붙은 것이다.

마음이 안정되지 못하여 몹시 흥분이 될 때 외에, 자주 목구멍이 아프고 편도선이 부을 때, 그리고 설사를 할 때 흔히 사용하기를 권한다. 이 밖에도 얼굴에 종기나 심한 여드름이 날 때 이 경혈을 누르면 심한 통증을 느낀다. 이럴 때는 이 경혈에 뜸을 뜨거나 손으로 누르면서 가볍게 주무르면 효과가 매우 좋다. 그리고 반신불수나 팔의 신경통에도 흔히 사용된다. **수삼리**(手三里) 혈은 걸어 다닐 때나 가만히 앉아 있을 때에도 자주 지압해 주면 건강에 도움이 된다.

14. 곡지(曲池) 두통·설사에 잘 듣는 경혈

팔꿈치가 구부러지는 곳의 엄지 손가락 쪽에 있는 경혈을 **곡지(曲池)**라 한다. 글자 그대로 팔꿈치가 구부러지는 곳에 있는데, 인체 속의 사기(邪氣)가 연못처럼 쌓이는 곳이라는 뜻으로 이와 같은 이름이 붙었다.

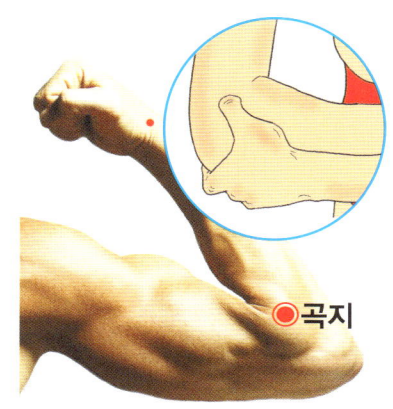

이 연못에 먼지가 쌓이듯이 사기가 쌓인다는 것은 이 경맥을 흐르는 에너지에 의하여 영양이 공급되는 오장 육부에, 이 경우라면 대장에 어떠한 고장이 있다는 것을 뜻한다. 그러므로 이 연못의 존재는 에너지가 흐르지 못하게 하여 먼지를 쌓이게 하는 성가신 것은 결코 아니다. 먼지가 쌓이는 정도로써 대장의 상태를 짐작할 수 있는 소중한 곳이다.

그리고 이 먼지를 청소하여 에너지가 잘 흐르도록 함으로써 대장의 여러 가지 불쾌한 증상을 제거할 수 있는 것이다.

대장의 증상 중에도 특히 **곡지**(曲池) 혈은 대장의 병에서 오는 두통이나 설사, 그리고 머리가 무거울 때, 또는 열이 피부 표면에 나타나 왠지 화끈거리거나 열이 날 때 잘 듣는다. 열이 있을 때의 사기를 열사(熱邪)라 하는데 이럴 때는 이 경혈을 중심으로 하여 앞에서 나온 **수삼리**(手三里) 혈이나 **합곡**(合谷) 혈을 병용하는 것이 좋다. 이 밖에 치질이나 팔이 아프거나 저릴 때에도 흔히 사용된다.

15. 비노(臂臑) 팔의 신경통에 잘 듣는 경혈

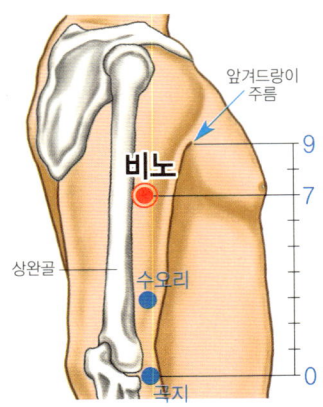

한방에서는 팔꿈치에서 손목까지의 앞팔을 비(臂)라 부르고, 어깨에서 팔꿈치까지의 위팔을 노(臑)라 부른다. 위팔에서 앞팔에 걸친 여러 가지 병에 잘 들으므로 이 경혈의 이름이 **비노**(臂臑)라고 붙여진 것이다.

위치는 앞에서 나온, 팔꿈치가 구부러진 곳에 있는 **곡지(曲池)** 혈에서 약 7촌 올라간 엄지손가락 쪽에 있다. 즉, 위팔 바깥쪽으로 어깨의 큰 근육인 삼각근이 위팔 한복판쯤에서 차차 딱딱한 근육이 되어 끝나려는 곳에 있다.

흔히 소매를 걷어올리고 팔에 주사를 놓을 때, 바늘이 어깨에서 드리워진 삼각근에 잘 들어가면 좋은데, 약간 밑으로 처져 위팔의 한복판에 바늘을 찌르면 그것이 원인이 되어 손이 마음대로 움직이지 않는 경우가 있다.

이것은 바로 이 **비노**(臂臑) 혈 부근에 요골신경(橈骨神經)이라고 하는 엄지손가락과 집게손가락을 움직이는 신경이 지나가는데 그 신경을 건드렸기 때문이다.

이것으로 보더라도 이 경혈이 팔의 기능을 유지하는 데 있어 중요하다는 것을 알 수 있다. 특히 팔의 신경통이나 50대의 견비통(肩臂痛)에 잘 듣는 경혈이다.

16. 견우(肩髃) 50대의 견비통에 특효인 경혈

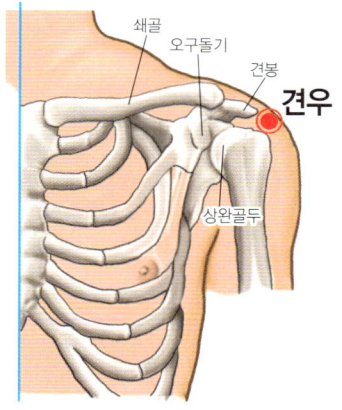

팔을 옆으로 수평으로 들어올리면 어깨의 뿌리 부분과 어깨 끝에 있는 삼각근이 튀어나온다. 이 튀어나온 곳을 만져 보면 어깨 끝에 우묵하게 들어간 곳이 있다. 이 들어간 곳을 집게손가락으로 앞뒤로 주물러 보면 굵은 힘줄이 들어 있는 것을 알 수 있다. 팔꿈치에 힘을 주어 집게손가락으로 이 힘줄을 위에서부터 꽉 누르면 손끝까지, 특히 가운뎃손가락과 집게손가락 쪽에 걸쳐 찡하면서 울리는 곳이 있을 것이다. 그 굵은 힘줄이 있는 우묵하게 들어간 곳이 **견우**(肩髃) 혈이다.

흔히 회사의 부장이나 과장들이 50살쯤 되면 일할 때 어깨가 뻐근하거나 아프다면서 하소연을 많이 하는데, 이처럼 이른바 50대의 견비통에는 이 경혈이 가장 잘 듣는다. 쉬는 시간을 이용해서 휴식하는 기분으로 좌우 교대로 이 경혈을 눌러 주면 좋다. 난폭하게 어깨의 근육을 주무르거나 흔들지 않아도 이 견비통으로부터 쉽사리 해방될 수 있을 것이다.

그리고 **견우**(肩髃) 혈은 팔이 아프거나 저릴 때에도 잘 듣는다. 이 경혈은 특히 온구 치료를 하면 잘 듣는다. 쑥을 엄지손가락 정도의 크기로 하여 이 경혈 위에 놓고 불을 붙인 다음, 뜨거운 느낌이 들 때 쑥을 제거한다. 이를 4~5차례 계속하면 흔적도 남지 않고, 끝난 뒤에도 훈훈한 느낌이 남아 기분이 좋다.

17. 천정(天鼎) 고혈압에 잘 듣는 경혈

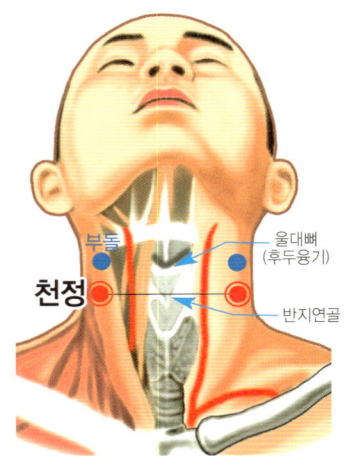

먼저 목을 가능한 한 왼쪽으로 돌려본다. 그렇게 하면 앞쪽 목의 뿌리 부분에서 가슴 한복판에 딱딱한 근육이 나온다. 이 근육을 더듬어 위로 올라가면 귀 뒤쪽에 있는 불거진 뼈에서 끝나고 있다. 이 근육을 흉쇄유돌근이라고 한다. 또한 목의 뿌리 부분에서부터 어깨 끝까지에는 승모근이 있으며, 그 앞쪽 아래에 쇄골이 있다. 이 쇄골과 승모근과 흉쇄유돌근은 바로 삼각형을 이루고 있다. 이 삼각형의 우묵 들어간 정점에 가까우면서 흉쇄유돌근의 뒤에 있는 것이 **천정**(天鼎)혈이다.

정(鼎)이란 3개의 다리가 달린 향을 태우는 그릇이다. 삼각형의 정점에 있는 경혈이라고 하여 정(鼎)이란 글자가 붙게 된 것 같다. 이 경혈이 있는 흉쇄유돌근의 안쪽에는 심장과 머리를 연결하는 혈관과 수많은 신경이 지나가고 있으며 매우 중요한 곳이다. 그리고 혈액의 흐름을 조절하는 곳으로서도 중요하다.

그러므로 예를 들어 고혈압으로 인하여 혈액 순환에 어떤 이상이 있을 때에는 이 경혈 부근에 딱딱한 응어리가 생긴다.

이를 없애 버리기 위하여 사용되는 것이 바로 **천정**(天鼎) 혈이다. 그리고 목구멍이나 이, 편도선이 아플 때에도 흔히 사용된다.

18. 부돌(扶突) 혈압을 낮추어 주는 경혈

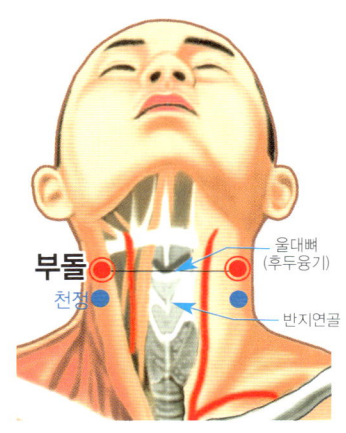

부돌(扶突) 혈은 목의 결후(結喉;울대뼈)의 양쪽 바깥 약 5~6cm 정도 떨어진 곳에 있으며, 앞의 경혈에서 설명한 흉쇄유돌근이 결리거나 목구멍의 증상, 이를테면 천식이라든가 기침이 날 때, 또는 숨이 찰 때 이를 완화시켜 준다.

부(扶)라는 것은 중국에서 손가락 4개를 모은 길이를 말한다. 결후가 가장 볼록하게 튀어나온 곳에서부터 새끼손가락 · 약손가락 · 가운뎃손가락 · 집게손가락 등 4개를 모아 가로로 나란히 놓는다. 가장 바깥쪽에 있는 손가락이 바로 귀 뒤쪽에서부터 앞가슴까지 비스듬히 연결되는 굵은 흉쇄유돌근에 닿는 것을 알 수 있다.

부돌(扶突) 혈은 이 흉쇄유돌근 속에 있다. 그리고 결후로부터 약간씩 바깥쪽을 만져 가면 경동맥의 맥박이 뛰는 곳에 닿는데, 그 바로 바깥쪽에 있으므로 특히 목에서부터 목구멍에 걸친 혈액 순환에 민감하게 영향을 주는 경혈이기도 하다.

부돌(扶突) 혈과 위경(胃經)의 **인영**(人影) 혈, 그리고 방광경(膀胱經)에 있는 **천주**(天柱) 혈은 모두 옛날부터 혈압을 내려 주는 중요한 경혈로 알려져 있다. 그리고 내장(內臟)의 여러 가지 증상, 예를 들어 구역질 · 트림 · 메슥거림 · 시장기 등을 일으키는 미주신경(迷走神經)이 지나가는 통로에 있으므로 이 통로에 있는 경혈은 뱃속을 조절할 때에도 사용된다.

19. 영향(迎香) 코가 막힌 것을 뚫어 주는 경혈

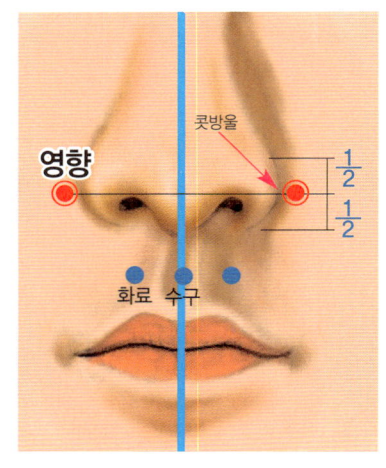

음양오행 사상 중에 '오향(五香)'이라는 것이 있다. 이것은 여러 가지 냄새 중에서 다섯 가지의 대표적인 냄새를 정하여 이를 오행이나 오장(五臟)의 형태와 빛깔에 적용시킨 것이다. 다섯 가지 냄새란 음양 오행 사상에서는 '기름 냄새' '타는 냄새' '향기로운 냄새' '비린내' '썩는 냄새' 등 다섯 가지이다.

이를 오행(五行)과 오장에 적용시키면 '기름 냄새'는 화(火)로 심장·소장, '향기로운 냄새'는 토(土)로 비(脾)·위(胃), '비린내'는 금(金)으로 폐(肺)·대장, '썩는 냄새'는 수(水)로 신(腎)·방광 등에 해당된다.

즉, 오장 육부의 빛깔이나 형태로 말한다면 위와 비는 '향기로운 냄새'가 된다. **영향(迎香)**이란 이 '향기로운 냄새'를 맞이한다. 즉, 이제부터 위·비경(脾經)의 경혈을 맞이하는 대장경이 끝나고, 새롭게 위경(胃經)으로 옮겨가는 전환점이라는 것을 나타내는 것이다. 이는 위의 '향기로운 냄새'를 맞이하는 경혈이라는 뜻으로 **영향(迎香)**이라는 이름이 붙여진 것이다.

위치는 콧방울 바로 양옆에 있는데 코가 막혔을 때, 얼굴 전반의 마비, 얼굴의 신경통 등에 잘 듣는다.

3) 위경 (胃經)

- 사백
- 하관
- 지창
- 협거
- 인영
- 기사
- 불용
- 천추
- 대거
- 양구
- 족삼리
- 충양
- 여태

위경 胃經

3) 위경(胃經)

위가 나쁜 사람은 얼굴이 거무스름하다

위(胃)란 횡격막(橫隔膜) 아래, 간장 아래에 있는 내장의 하나이며 가장 중요한 소화기(消火器)로서의 기능을 지니고 있다. 따라서 이 경맥은 경혈의 수도 많아서, 머리에서부터 발끝까지의 기다란 경로(經路)를 이루고 있다.

위경(胃經)에 포함되는 경혈은 어떤 증상에 효과를 발휘할까?

위경의 경우, 매우 흔하게 볼 수 있는 신체의 부조(不調), 이를테면 먼저 두통을 들 수 있다. 특히 앞머리에서 눈·뒤통수에 걸친 통증이다. 그리고 코가 막힐 때, 때로는 코피가 나거나 위가 나쁠 때 생기는 입가의 진무름, 목구멍이 아플 때, 목이 아플 때, 헛배가 부를 때, 넓적다리에서 무릎과 정강이에서 발등의 둘째발가락에 걸쳐 저리거나 아플 때, 나른할 때 등에 효과가 있다.

물론 위의 기능 장해로 생기는 여러 가지 증세에 잘 듣는 것은 말할 나위도 없거니와 울컥 화를 잘 내는 사람에게도 이 위경의 경혈은 효과가 있다.

이상과 같은 증상이 있는 사람은 얼핏 보아도 알 수 있다. 이를테면 먼저 얼굴이나 피부에 왠지 윤기가 없고 거무스름하거나 혹은 누렇고 입술은 터서 세로로 난 주름이 많고 말라 있다. 말소리는 밝고 율동적이지만 아야어여오요우유으이, 가갸거겨고교구규그기 등의 발음이 똑똑하지 않다. 그리고 후회를 잘 하고 여름을 많이 탄다. 단 것을 좋아하지만 기름기가 많은 것보다 산뜻한 것을 좋아한다. 조금이라도 서 있거나 오래 앉아 있으면 곧 다리의 힘줄이 땅기는 등, 이와 같은 사람이 매우 많다.

 반듯이 누워서 배의 명치와 배꼽 사이에 오른손을 아래에 왼손을 위에 얹어 놓고 가볍게 눌러 보면 그 곳이 아플 것이다. 그리고 똑바로 서서 좌우의 두 팔을 양쪽 옆구리에 붙였을 때의 두 팔꿈치 높이의 등뼈가 열두번째 흉추(胸椎)라 불리는 그 양쪽 옆을 손가락으로 힘주어 누르면 딱딱한 응어리가 있어 통증을 느낄 것이다. 이와 같은 증상은 위(胃)에 이상이 있으면 반드시 나타난다.

 이 위경의 경혈은 모두 45개나 있지만, 그 중에서 특히 중요하다고 생각되는 13개의 경혈에 관해서만 자세히 설명한다.

20. 사백(四白) 얼굴의 신경통과 눈의 피로에 좋은 경혈

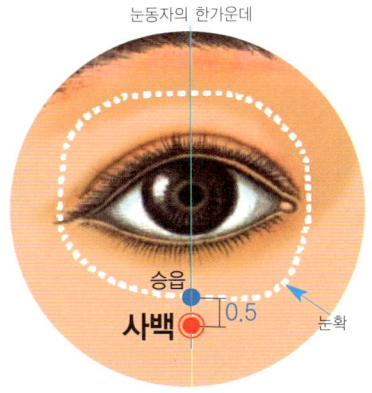

눈 밑 눈동자 한가운데에서 직선으로 눈확 0.5촌 아래 딱딱한 뼈가 만져지는 곳으로, 즉 코의 바로 옆 근처를 누르면 찡 하면서 아픈 감각이 눈 속까지 울린다. 이 곳이 **사백**(四白) 혈이다.

사백(四白)이란 백(白)이 공백이라는 뜻처럼 비고 들어가 있는 곳을 나타내므로 아마 사방, 즉 주위가 들어가 있는 곳을 나타내는 것으로 생각한다.

이 경혈은 얼굴의 마비로 눈이 감겨지지 않거나 웃어도 표정이 나타나지 않을 때 등, 얼굴의 신경통, 특히 볼 주변에 통증이 있을 때 잘 듣는다. 얼굴의 신경통은 머리의 내부에서 나와 하나는 눈의 위쪽과 미간 부근에서부터 이마를 돌고, 또 하나는 이 **사백**(四白) 혈에서부터 코 · 눈 밑 · 볼, 그리고 귀 앞 · 위턱에 걸쳐 돌고 있다.

그러므로 예를 들어 얼굴의 오른쪽 절반이 신경통으로 인하여 아파서 견딜 수가 없으며, 특히 눈에서 코와 윗니에 걸쳐 아플 때에는 이 경혈을 힘껏 누르면 된다. 그것만으로도 일시적으로 윗니의 통증은 없어질 것이다. 그리고 눈 주위가 경련을 일으켜 마치 윙크하는 것 같은 안면 경련을 일으킬 때에도 이 경혈을 지압해 주면 곧바로 효과를 볼 수 있다. 이 밖에 눈이 피로할 때에도 잘 듣는 경혈이다.

21. 지창(地倉) 입가의 습진에 잘 듣는 경혈

위경(胃經) 중에서 흔히 사용되는 경혈에 **지창**(地倉)이라는 곳이 있다. 이 곳은 바로 입가에 있다. 즉, 위장이 나쁘면 부스럼 딱지가 앉기 쉽고 작은 습진이 생기기 쉬운 곳이다.

이 경혈이 위장 건강의 척도라는 것은 현대 의학에서도 증명되고 있는데, **지창**(地倉) 혈이 거칠어지면 반드시 입 냄새가 짙어진다.

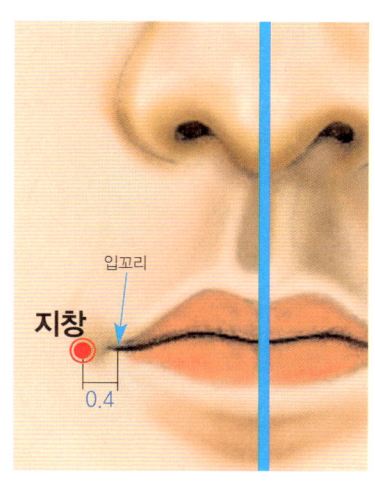

지창(地倉)이라는 명칭의 유래를 보면, 지는 천지의 지(地), 즉 지기(地氣)를 가르킨다. 동양 의학에서는 코에서 흡입하여 코로 배출하는 소중한 기(氣)—현대의 말로서 표현한다면 공기를 뜻하거니와 이를 천기(天氣)라 한다. 이에 대해서 지기(地氣)란 땅에서 영그는 오곡(五穀), 즉 쌀·보리·수수·조·피를 가리킨다. 이들 지기(地氣)는 입으로부터 도입되어 위장으로 들어간다. 위장을 한방에서는 대창(大倉)이라 부르므로 지기는 입을 통하여 대창에 도달하는 것이다. '지기(地氣), 대창(大倉)에 도달한다.'—이리하여 입가를 **지창**(地倉)이라 하는 것이다.

이 경혈은 위장이 나쁠 때, 그리고 위장이 나쁠 때 나타나는 여러 가지 얼굴의 증상, 입이 비뚤어졌을 때, 또한 혈압이 높아서 혀가 꼬부라질 때 등에 잘 듣는다.

22. 협거(頰車) 아래턱·이·잇몸이 아플 때 잘 듣는 경혈

위경(胃經) 중에서도 자주 쓰이는 경혈의 하나가 볼에 있는 **협거**(頰車) 혈이다.

볼은 경혈의 위치를 나타내고 있는데, 거(車)란 한방에서 이가 수레처럼 움직이는 곳, 즉 아래턱의 관절을 가리킨다. 입을 크게 벌려서

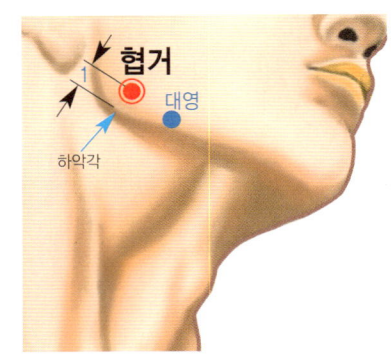

턱을 아래 위로 움직이면 귀 바로 앞부분이 두드러지게 불거진다. 이 곳보다 약간 귀 쪽의 가까운 볼에 있으며, 턱이 움직이는 곳에 이 **협거**(頰車) 혈이 있다.

옛날부터 이 경혈을 아래턱·이·잇몸이 아플 때 잘 듣는 것으로 알려져 있다.

그리고 귀의 주변은 음식을 씹는 근육으로 뒤덮여 있으며, 이를 악물면 귀 앞에 딱딱한 근육이 생기는 것을 알 수 있을 것이다.

이 근육이 이따금 경련을 일으키는 수가 있다. 이 부분이 실룩거릴 때는 이 **협거**(頰車) 혈을 지압하는 것만으로도 매우 효과가 있다. 그리고 얼굴의 신경통, 특히 귀 앞에서부터 아래턱에 걸친 통증에도 잘 듣는 경혈이다.

이 경혈은 귓불 아래턱의 뒷면에서부터 엄지손가락의 바닥으로 앞쪽을 향하여 다소 힘을 주어 지압하고, 또한 손가락 끝으로 천천히 원을 그리듯이 문지르면 치료가 잘 된다.

23. 하관(下關) 이와 귀의 통증을 멎게 해 주는 경혈

귀 바로 앞을 손가락으로 쓰다듬으면서 만져 가면 볼 뼈의 가장 높은 곳을 찾을 수 있다. 이 곳은 협골궁(頰骨弓)이라 불리는 곳이다. 이 아래쪽 주위를 따라 귀에서부터 콧방울 쪽을 향하여 계속 손가락으로 눌러 보면 우묵하게 들어간 곳이 있다. 그것을 손가락으로 힘을 주어 누르면 참을 수 없는 통증을 느낀

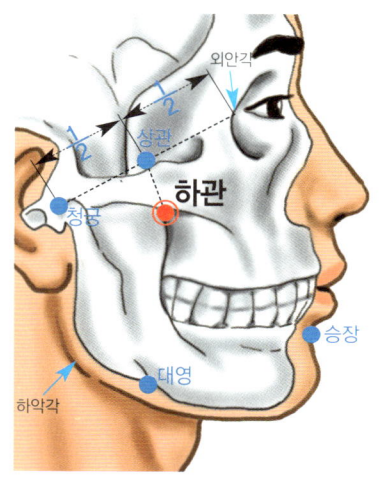

다. 이 곳에 있는 것이 하관(下關) 혈이다. 하관(下關)의 관(關)은 '격리한다' 는 것을 뜻한다.

즉, 이 경혈은 볼뼈가 볼과 이마를 격리하는 경계이며, 이 협골궁 밑에 있으므로 하관(下關)이라 부르는 것이다.

이 경혈은 이나 귀의 통증을 멎게 할 때, 그리고 앞의 **협거(頰車)** 혈과 병용하여 아래 눈꺼풀에서부터 위턱 부근의 신경통을 없애는 데 잘 듣는 경혈이다.

그리고 한방에서는 구안와사라고 하는 병으로, 여름철에 차가운 바닥에서 잠을 자면 얼굴 절반이 마비되어 눈꺼풀이 감겨지지 않거나 입이 비뚤어지고 침을 흘리는 증상이 생기는 경우가 있다. 안면신경마비라는 증상인데, 이런 경우 이 하관 혈 주위를 문지르고 마사지하면서 거울을 보고 혼자서 얼굴의 근육을 움직여 여러 가지 표정을 짓는 운동을 하면 특별한 치료를 받지 않고도 낫는다.

24. 인영(人迎) 혈압을 낮추어 주는 경혈

인영(人迎) 혈을 집게손가락과 엄지손가락으로 가볍게 앞쪽 목 부분을 만져 보면 울대뼈의 바깥쪽 약 4~5cm 떨어진 곳이 두근거리며 맥이 뛰고 있는 것을 알 수 있다. 이 곳은 사람의 몸과 머리를 연결하는 곳이며, 우리들의 신체 중에서도 가장 중요한 곳의 하나이다.

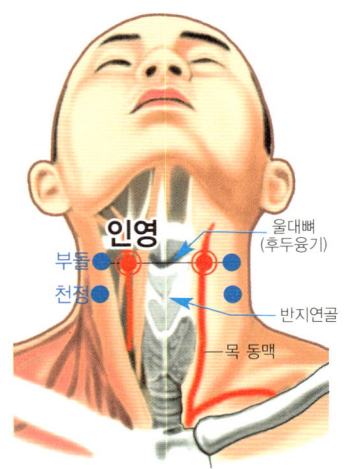

이 부분을 **인영**(人迎) 혈이라 하고 여기에 있는 동맥을 인영맥(人迎脈)이라 부른다. 옛날부터 이 인영맥의 움직임과 손목의 엄지손가락 쪽에 있는 요골동맥(橈骨動脈)의 움직임을 비교하여 그 사람의 건강 상태를 알아내었는데, 인영맥 구진(口診)이라는 맥진(脈診) 방법이 바로 그것이다.

인영(人迎) 혈은 혈압을 내리는 데 매우 효과가 좋기 때문에 혈압이 높은 사람에게는 참으로 고마운 경혈이다. 바로 이 경혈 부근에 혈압을 조절하는 중요한 기관이 있으므로 약에 의존하지 않고 이 부분을 침을 놓아 혈압을 내릴 수 있다. 또한 천식, 기관지의 만성적인 염증, 또한 최근에 이르러 특히 여성에게 많은 갑상선 기능의 만성적인 질환에도 이 경혈은 매우 효과가 있다.

25. 기사(氣舍) 위장의 여러 가지 증상에 잘 듣는 경혈

위경(胃經)의 경혈이 왜 목에 있을까 하는 점에서 이해할 수 없다고 생각하는 사람도 많을 것이다. 그러나 위장 같은 장(腸)의 장기(臟器)와 목은 매우 밀접한 관계가 있다.

내장의 고장에는, 통증을 느끼는 곳과 통증은 없지만 왜 그런지 불쾌한

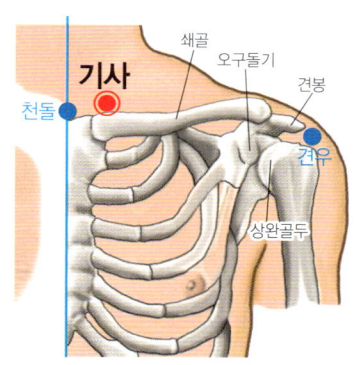

느낌이 드는 곳이 있다. 불쾌한 느낌이라는 것은 이를테면 구역질이라든가 어쩐지 배가 고픈 느낌, 혹은 방광에 소변이 찬 것 같은 답답한 느낌을 말한다. 이 감각은 머리에서 나와 옆쪽 목에 있는 흉쇄유돌근이라는 굵은 근육을 거쳐 내장까지 돌고 있는 미주 신경에서 느낀다. 이와 같은 불쾌한 느낌을 없애기 위해서는 옆쪽 목의 흉쇄유돌근 부근의 경혈을 이용하는 것이 좋다는 것이 최근에 알려졌다.

이 곳에 있는 것이 바로 **기사**(氣舍) 혈이다. **기사**(氣舍)란 사기(邪氣)가 깃드는 곳이라는 뜻이며 목 앞, 목에 둥글게 패인 셔츠의 단추가 닿는 바로 옆에 있으며, 흉골의 제일 위쪽 끝 쇄골의 안쪽 끝에 있다.

이 위치는 특히 위장 기능과 관계가 깊은 쇄골 위의 쑥 들어간 곳에 있는 임파절에 가깝기 때문에 앞에서 이야기한 것과 같이 위장에서 오는 여러 가지 증상에 대해서도 효과가 있다. 아쉽게도 위암을 고칠 수는 없지만, 조기 발견에는 도움이 된다. 물론 목에 있으므로 목이나 어깻죽지의 통증에도 잘 듣는다.

26. 불용(不容) 위장의 만성적인 허약함을 치료해 주는 경혈

불용(不容) 혈의 불(不)이란 본래 으뜸, 첫째라는 뜻이며 용(容)은 그릇이라는 뜻이므로 위장의 가장 위쪽에 있는 경혈을 말하는 것이다.

이 경혈은 여덟 번째 늑골의 제일 앞쪽 끝에 있으며 명치 양쪽에 있다. 위장이 나쁠 때는 이 경혈을 중심으로 하여 명치에서부터 명치 양

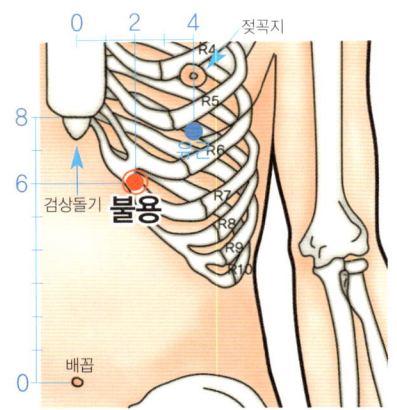

쪽의 옆구리에 걸쳐 답답하거나 통증이 있으며, 이 경혈을 누르면 통증을 느끼게 될 것이다.

불용(不容) 혈은 위장의 여러 가지 증상을 없애는 데 가장 효과가 빠른 경혈이다. 이를테면 명치에서부터 위장 부근에 걸쳐 찌르듯이 아플 때, 이따금 심한 발작성의 복통이 간헐적으로 쿡쿡 쑤시듯이 아플 때, 트림이 날 때, 명치 주위가 쓰리고 아플 때, 위장이 거북할 때, 위장이 늘 짓눌리듯이 답답할 때, 위장 안에 물이 괸 듯한 느낌이 들 때 등, 위장의 허약·만성 위염·위무력증·위하수 등과 같은 증상에는 이 경혈을 누르는 것만으로도 기분이 매우 좋아진다.

위장뿐만 아니라 등뼈에서부터 늑간을 따라 통증이 뻗치는 늑간신경통의 경우에도 통증이 있는 늑골을 따라 이 **불용**(不容) 혈을 가볍게 문지르면 통증이 사라진다. 그리고 천식인 경우 숨이 가쁘거나 기침이 날 때도 이 경혈이 사용된다.

27. 천추(天樞) 배탈이 났을 때 잘 듣는 경혈

배꼽 양 옆으로 각각 2촌 지점에, 모든 배의 병에 잘 듣는 매우 중요한 경혈이 있다. 이것이 **천추**(天樞) 혈이다. 배탈이 나서 설사를 하거나 변비가 생겼을 때에는 이 경혈을 눌러 주면 낫는다.

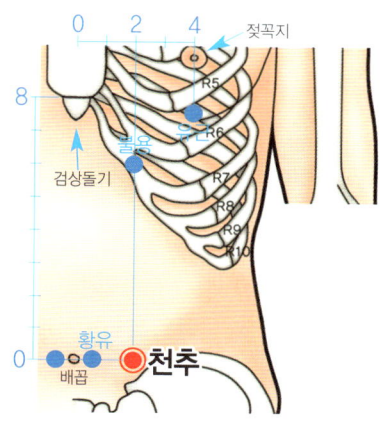

배탈뿐만 아니라 이른바 부인과 질환 등에도 이 경혈은 효력을 발휘하므로 여성은 이 경혈의 위치를 알아 두면 편리하다.

그리고 몸이 왠지 나른하고 피로하며 일에 끈기가 없고 어떤 일도 오래 지속할 수 없을 때에는 이 **천추**(天樞) 혈과 이 경혈 바로 안쪽에 있는 신경(腎經) 경혈의 하나인 **황유**(肓兪) 혈을 가볍게 눌러 보면 통증이 느껴질 것이다.

이럴 때에는 발바닥의 한복판에 딱딱한 응어리가 생기는데, 이것은 신허증(腎虛症)이라 하여 체력이 쇠약해진 증거이다. 이와 같은 증상에도 **천추**(天樞) 혈에 침을 놓거나 뜸을 뜨면 매우 잘 듣는다.

한방 의학에서는 배꼽을 경계로 하여 상반신을 하늘[天], 하반신을 땅[地]으로 나누고 있다. 즉, 배꼽 높이는 천지(天地)가 나누어지는 추요(樞要)한 곳이다. 이것이 **천추**(天樞)라고 불리는 이유이다.

28. 대거(大巨) 생리적 이상에 잘 듣는 경혈

이 경혈은 앞에서 설명한 **천추**(天樞) 혈로부터 2촌 내려간 곳에 있다.

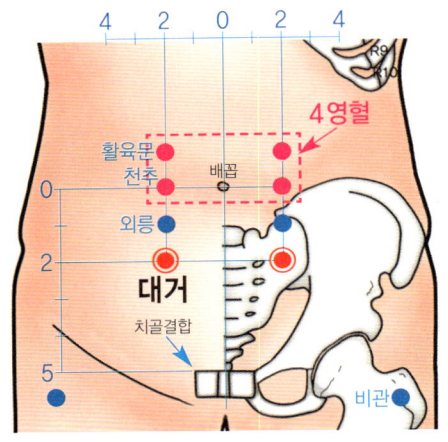

이 경혈은 배꼽 아래에서 생기는 병이 나타나는 곳이며, 일명 액문(腋門)이라고도 불린다. **천추** 혈 위 1촌 지점에 있는 활육문(滑肉門)과 이 **대거**(大巨) 혈 등 좌우의 4개 경혈은 '4영혈(靈穴)'로서, 배에 있는 몇 개의 경혈 가운데서도 특히 소중한 경혈이다.

변비로 인하여 식욕이 없을 때 이 경혈을 지압해 주면 이상하게도 변이 잘 나오게 되고 뱃속이 편안해지는 것을 느낄 수 있다.

특히 왼쪽에 있는 **대거**(大巨) 혈은 옛날부터 여성에게 어혈(瘀血; 묵은 피)이 있는지 없는지를 알아보거나 이를 제거하는 데 사용되고 있다. 묵은 피가 괸다는 것은 말하자면 생리불순이며, 현기증이라든가 요통, 헛배가 부르거나 발의 냉증과 같은 증상을 일으키는 원인이 된다. 그러므로 여성들에게는 **천추**(天樞) 혈과 더불어 이 경혈은 매우 소중한 경혈이라 할 수 있는 것이다.

대거(大巨) 혈로부터 아래로 쑥 내려가서 사타구니의 뿌리 부분의 중앙에서 약간 바깥쪽에 **비관**(髀關)이라는 혈이 있다. 이 경혈은 무릎이 시리거나 아플 때, 각기병, 하지의 마비, 요통이 있거나 넓적다리 바깥쪽에 신경통이 생길 경우에 매우 효과적이므로 함께 기억해 두면 편리할 것이다.

29. 양구(梁丘) 위경련을 멈추게 해 주는 경혈

반듯이 누워서 무릎을 펴면 무릎 관절의 바깥쪽에 홈이 생긴다. 이 홈의 위쪽을 가볍게 어루만져 보면 홈이 끝나는 곳, 무릎 관절 슬개골 바깥쪽의 끝 위쪽 언저리로부터 약 4cm(2촌) 정도 위쪽에 **양구**(梁丘) 혈이 있다.

위장의 통증에는 신경성의 것과 실제로 위장 상태가 나쁠 때 생기는 것이 있는데, 이 경혈은 후자의 경우이다.

그러므로 특히 위경련같이 심한 통증을 멈추는 데 매우 잘 듣는다.

양구(梁丘) 혈을 손가락으로 좀 오랫동안 압박을 가하면 이상하게도 위장의 통증이 멎는다.

그러나 병명을 캐는 것은 현대 의학상의 일이며, 한방 의학에서는 증상을 중요시하여 그것을 멈추는 데는 어떻게 하면 좋은가를 문제로 삼는다.

또한 무릎의 통증이나 발이 부어오르는 것을 제거할 때도 직접적으로 효과를 볼 수 있는 것이 바로 이 **양구**(梁丘) 혈이다.

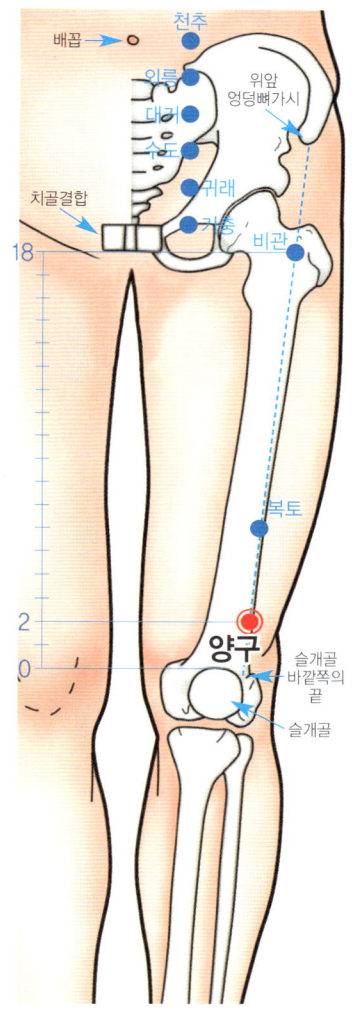

30. 족삼리(足三里) 무병장수의 경혈

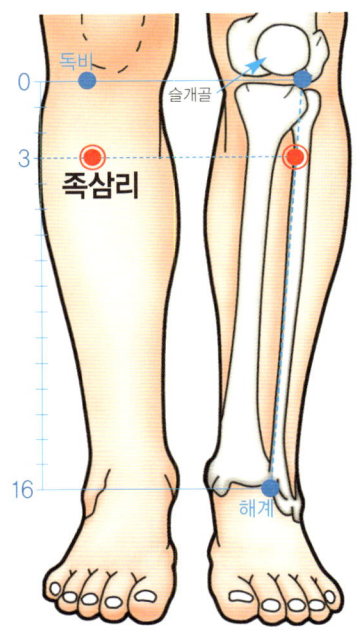

옛날부터 무병 장수의 경혈로서 족삼리(足三里)에 대한 뜸이 널리 실시되었고, 장수(長壽)한 사람들은 모두 이 족삼리 혈에 뜸을 떴다는 이야기가 전해 내려오고 있다. 그리고 요즈음 같은 교통 기관이 전혀 없었던 시대에 튼튼한 다리를 가진 사람들은 이 족삼리(足三里) 경혈에 뜸을 뜨면서 여행을 하였다는 사실이 기록에 남아 있다.

족삼리(足三里) 혈은 먼저 소화기 증상, 즉 위장 상태가 나쁠 때나 간장과 담낭 증상, 그리고 당뇨병에서 오는 여러 가지 증상, 이를테면 몸이 나른하고 몸이 마르고 갈증이 나는 증상에서부터 신경통·뇌연화증·뇌졸중에서 오는 다리와 무릎의 피로에 이르기까지 모든 증상을 치유하는 데 매우 잘 듣는 경혈이다.

그리고 호흡기의 이상으로 인하여 가슴이 답답할 때, 기침, 현기증, 발의 냉증, 발이 화끈거릴 때, 또한 노이로제 증상으로 인한 콧병 등 매우 다방면에 걸쳐 효과를 가지고 있는 것이 족삼리(足三里) 혈이다. 위치는 정강이 바깥쪽이며 슬개골 끝에서 무릎 아래로 약 5~6cm(3촌) 떨어진 곳에 있다.

족삼리(足三里) 혈이 제일 많이 응용되어 온 이유는 취혈(取穴)이 편하고 효과가 있으며 응용 범위가 매우 넓기 때문이다.

31. 충양(衝陽) 알레르기성 체질에 잘 듣는 경혈

흔히 알레르기성 체질로서 신경질이 심한 사람이 위장 상태가 좋지 못할 때에는 둘째발가락과 셋째발가락 사이의 바로 발등의 소복한 곳을 연필이나 볼펜으로 찌르거나 주물러 주면 좋다. 이와 같은 체질을 가진 사람은 발등이 결리기 쉽기 때문이다. 그러므로 발등을 주무름으로써 발을 가볍게 하거나 위장을 조정하는 것이다.

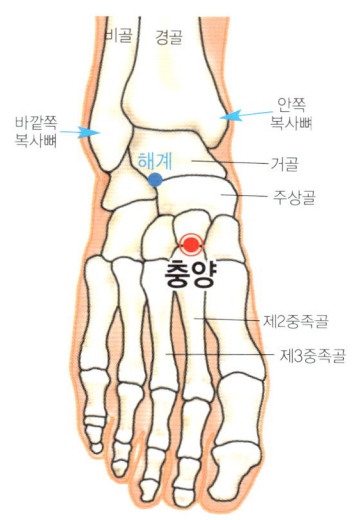

이렇게 경혈을, 문제가 있을 때마다 눌러 주는 바로 이 부분, 즉 발등 중에서도 맥박이 뛰는 곳으로, 경혈 전문가들이 매우 중요시하고 있는 **충양**(衝陽) 혈이 있는 곳이다.

이 경혈은 앞에서 설명한 그런 병을 가진 사람 이외에도 식욕이 없는 사람, 노이로제가 있는 사람에게도 잘 듣는다. 그리고 이 경혈과 앞서 말한 **족삼리**(足三里) 혈과는 매우 깊은 관계가 있다. 알레르기 체질로서 특히 위장이 나쁜 사람은 이 **족삼리**(足三里) 혈로부터 **충양**(衝陽) 혈에 걸친 위경의 경로에 강하게 딱딱한 줄 모양의 응어리가 만져진다.

이 경로를 작은 원을 그리듯이 엄지손가락으로 문질러가면 기분이 상쾌해지고 위장의 답답한 증상도 없어질 것이다.

32. 여태(厲兌) 신경성 위의 질병에 잘 듣는 경혈

위경의 제일 마지막 경혈에 해당되는 것이 **여태**(厲兌) 혈이다. 위치는 둘째발가락의 발톱 바로 옆에 있다. 옛날부터 당뇨병에 잘 듣는다고 하는데, 윗니빨의 통증이나 위장 장해에도 사용된다.

위장의 증상 중에서도 특히 위신경증이라 불리는 신경성의 위장병에 효과를 발휘한다. 이 경우에는 실제로 위장에

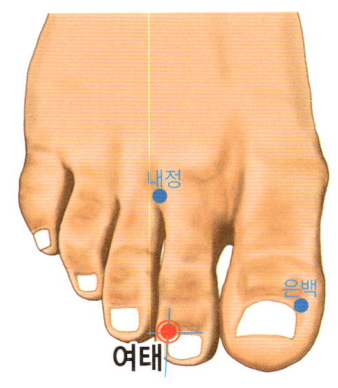

장해가 있는 것이 아니라 정신적으로 불안할 때나 긴장할 때 위장이 답답하고 아프거나 구역질이 나거나 기분이 나빠지는 증상을 말하는 것이다.

여태(厲兌)의 여(厲)라는 것은 전진한다거나 권장한다는 뜻이 있으며, 태(兌)에는 바뀐다는 뜻이 있다. 즉, **여태**(厲兌) 혈은 위장 작용을 높이는 동시에 여기서부터 다음 경맥으로 바뀌는 경혈이라는 것이다.

이처럼 발끝에 있는 경혈이 위장 증상의 내장을 치료한다는 것은 실은 중요한 뜻을 지니고 있다. 경혈이라는 것은 오랜 세월에 걸친 경험에 의하여 체계화되어 있거니와 현대의 순환 생리학의 원칙에서 보더라도 손끝과 발끝의 혈액 순환은 매우 섬세한 것으로서 이 부분의 혈액 순환이 순조로우면 손발이 따뜻하고, 또한 이 경혈을 자극함으로써 몸 전체, 특히 가슴과 배의 혈액 순환이 조정되어 여러 가지 증상을 제거할 수 있는 것이다.

4) 비경(脾經)

- 천계
- 대횡
- 복결
- 충문
- 혈해
- 음릉천
- 지기
- 삼음교
- 상구
- 은백
- 태백

비경脾經

4) 비경(脾經)

항상 설사·변비에 시달리는 사람은 비장이 약하다

비경(脾經)이라는 것은 '비(脾)의 장(臟)'을 도는 경맥을 말하는데, 비의 장이란 현대 의학에서는 췌장(膵臟)을 말한다.

췌장은 위장 바로 뒤에 나뭇잎처럼 달려 있는 암황색 장기이며, 췌액을 분비하고 있다. 췌액은 위장에서 소화된 것을 한 번 더 소화시키는 작용을 한다. 한편 췌장에서 만들어지는 인슐린이라는 호르몬은 체내에서 당(糖)의 소화를 촉진하여 전신의 조직과 근육에 적당량을 보급하는 역할을 한다. 흡수된 당이 많으면 글리코겐이라는 형태로 간장에 저장되어 있다가 근육 조직에 부족이 생겼을 때 이를 포도당으로 바꾸어서 보내 주는 작용을 하는 것이다.

췌장은 여러 가지 소화 효소를 생성·분비하며 또한 호르몬을 생성하여 대사 기능에 아주 중요한 역할을 담당하고 있다. 그래서 아토피의 근본 원인이 되는 열과 독소가 과잉 생산되는 기전(機轉)에도 상당한 영향을 준다.

한의학에서는 소화된 물이나 곡물은 위장에서 비(脾)로 가서 비에서 오장 육부로 분배되어 신체를 자라게 한다. 말하자면 비장을 음, 위장을 양이라 보고, 이 음양의 장기가 표리일체가 되어 소화와 흡수라는 작용을 촉진한다고 생각하는 것이다.

그러면 이 비장의 작용이 약해지면 우리들 몸에 어떠한 증상이 나타나게 될까? 먼저 혀가 굳어지고 명치와 위장 부근이 답답하며 아프거나 구역질이 나거나 트림이 난다. 그리고 설사와 변비에 시달리게 되고, 발이 냉하며, 오래 서 있으면 사타구니와 무릎의 양쪽이 부어 오르고, 몸이 나른하여 뼈마디가 아프거나 불면증에 시달리게 된다. 이런 경우에 비경에 있는 경혈을 사용하면 증상을 완화시켜서 제거할 수 있다.

비경(脾經)이라는 경맥은 엄지발가락의 발톱 안쪽 언저리에 있는 **은백**(隱白)이라는 경혈로부터 시작된다. 여기서부터 안쪽 복사뼈로 나아가 안쪽 복사뼈의 안쪽을 지나서 정강이의 안쪽을 따라 올라간다. 다음에 무릎의 안쪽을 지나서 넓적다리의 약간 안쪽을 거쳐 사타구니의 뿌리 부분으로 나간 다음, 배로 들어가 아랫배의 한복판을 올라가 배꼽 양쪽을 거쳐 비(脾)를 돌아 위장에 도착한다.

그리고 이 경맥은 가슴으로 올라가 유방의 바깥쪽을 거쳐서 기관 밑에서 끝난다. 이 비경(脾經)에서 갈라진 가지가 위장을 돌아 가슴의 심장에서 끝나, 여기서부터 심경에 연결된다.

비경에는 21개의 경혈이 있지만, 이 가운데 흔히 사용되는 11개의 경혈에 관해 설명하기로 하겠다.

33. 은백(隱白) 소아경풍에 잘 듣는 경혈

은백(隱白) 혈은 별명을 귀루(鬼壘), 또는 귀안(鬼眼)이라 하는데 아기가 경풍을 일으켰을 때나 마음이 초조할 때 흔히 사용된다. 옛날부터 귀(鬼) 글자가 붙은 경혈은 정신을 안정시키는 데 매우 치료가 잘 되는 것으로 알려져 있다. '귀(鬼)'는 원래 영(靈)이라는 뜻이므로 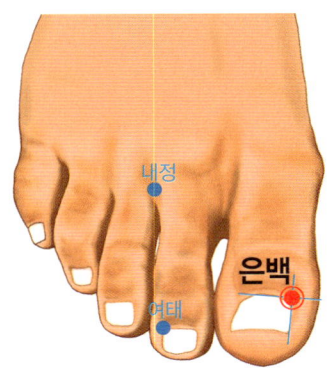 현대식으로 말한다면 정신을 가리키며, 그 정신에 통하는 곳이라는 뜻으로 이런 별명이 붙은 것이다.

현대인은 어떤 일이 생기면 초조해하는 일이 많은데, 그런 경우에는 엄지발가락의 안쪽 발톱 언저리에 있는 이 경혈을 힘주어 누르면 초조한 마음이 가라앉는다. 술이나 취미 활동 등으로 기분 전환을 하는 것보다 훨씬 효과가 있을 것이다.

이 밖에도 은백(隱白) 혈은 헛배가 부르거나 구역질이 나거나 발이 냉하여 저리거나 열이 약간 있고 가슴이 답답할 때 효과가 있다. 그리고 생리불순으로 출혈이 많을 때도 이 경혈은 흔히 사용된다.

은백(隱白)이라는 이름은 한방에서 발의 안쪽을 음, 바깥쪽을 양이라 하고, 또한 발바닥의 장심(掌心)을 백육(白肉)이라 하므로 엄지발가락의 발톱 안쪽 주위에 있는 이 경혈을 그렇게 부르게 된 것이다.

34. 태백(太白) 비(脾)·비경(脾經)의 상태를 알아내는 경혈

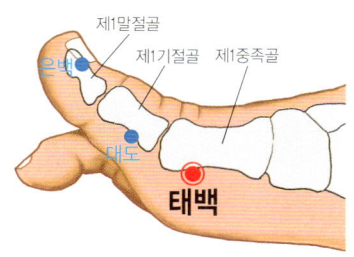

엄지발가락을 발바닥의 장심(掌心) 쪽으로 힘주어 구부리면 엄지발가락의 뿌리 부분의 관절 뒤쪽에 굵은 힘줄이 나타난다. 이 힘줄의 안쪽이며 엄지발가락의 뿌리 부분에 불거져 나온 뼈의 약간 뒤쪽에, 비경(脾經) 중에서도 중요한 경혈의 하나인 **태백**(太白) 혈이 있다. 태(太)란 원래 존칭이며, '대장(大將)', '대신(大臣)' 등과 같은 크다는 태(太)와 같고, 백(白)은 '술잔'을 뜻한다. 그러므로 **태백**(太白)이라 하면 큰 술잔을 말하는데, **태백**(太白)이라는 경혈의 이름도 이 곳이 큰 술잔 모양으로 들어가 있기 때문일 것이다.

그리고 앞에서 설명했듯이 발바닥의 장심을 백육이라 하는데, **태백**(太白)은 백육 언저리에 있는 경혈 중에서도 매우 중요한 것이라는 뜻도 나타내고 있다. 발이 냉하거나 뱃속이 좋지 않을 때 이 혈을 가볍게 누르거나 약간 주무르는 것만으로도 쑤시는 듯한 통증을 느끼게 된다. 그리고 정강이의 통증을 없애 주거나 장딴지에 쥐가 난 것을 풀어 줄 때에도 효과가 있다.

이 경혈이 중요한 또 하나의 이유는 비(脾)의 장(臟)이나 비경에 이상이 있는지 없는지를 알아내는 원혈(原穴)이기 때문이다. '오장(五臟)은 사관(四關)에 나타난다'는 한방의 치료 원칙은 모든 경혈은 손가락과 발가락 관절의 앞뒤, 손목·발목·팔꿈치·무릎 등에 있는 것이 중요하며 이러한 곳을 통해서 병을 고칠 수 있다.

35. 상구(商丘) 헛배가 부를 때 조절해 주는 경혈

옛날부터 이급후중(裏急後重)이라 하여 대장(大腸)이 고장나면 대변을 보고 싶어도 배변이 마음대로 안 되는 증상이 생긴다. 가스가 뱃속에 차서 장이 꼬로록거리며 소리를 내고 헛배가 부른 것이다. 이것

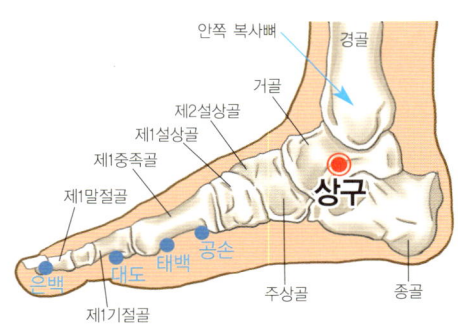

은 속이 급하다. 즉, 뱃속은 몹시 서두르고 있는데 뒤가 무거운 상태를 나타내는 것으로 흔히 '무지근한 배'를 말한다.

이 '무지근한 배'를 잘 치료하는 것이 **상구**(商丘)라는 경혈이다. 안쪽 복사뼈의 안쪽에 있으며 여기를 가볍게 누르는 것만으로 '이급후중' 상태에 있는 배를 본래의 상태로 되돌릴 수 있다. 이 밖에도 아기가 경풍을 일으켰을 때에도 **상구**(商丘) 혈은 흔히 사용된다.

상(商)이란 맑고 슬픔을 머금은 음을 말하며, 오행설에 해당시키면 금(金), 즉 폐에 관계된다. 폐경의 중요한 경혈인 **소상**(少商) 혈과 같은 뜻을 지니고 있다. 따라서 폐를 앓을 때 생기는 여러 가지 증상에 잘 듣는 경혈이라는 것을 알 수 있다.

이 경혈은 '비경의 폐금혈(肺金穴)'이라 불리며 비(脾)의 병과 폐(肺)의 병을 겸하는 경우에 사용되는 것이 원칙이다. 피부 빛깔이 하얗고 기침이 나며 위장이 약하고, 또한 몸이 나른하여 이유없이 무거움을 느낄 때 흔히 사용되는 경혈이다.

36. 삼음교(三陰交) 발·무릎의 피로에 잘 듣는 경혈

삼음교(三陰交)는 삼음(三陰)이라 하여 비경의 태음(太陰), 간경의 궐음(厥陰), 신경(腎經)의 소음(少陰) 등이 교차되는 중요한 경혈이다. 안쪽 복사뼈 정점에서 약 6~7cm 올라간 곳 정강이뼈 안쪽에 있다. 안쪽 복사뼈 위 3촌이라고 기억해 두면 된다.

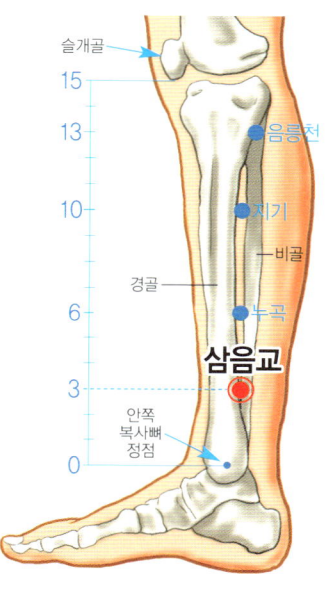

간장과 신장은 오장 가운데서도 매우 중요한 장부(臟腑)이다. 인체를 배꼽 높이에서 둘로 나누었을 때 상반신〔천(天)의 분〕에 간장이 있고, 하반신〔지(地)의 분〕에 신장이 있다. 간장으로부터는 용기가 나타나고 신장으로부터는 친절이 나타난다. 따라서 배짱도 있고 성깔이 있으며 그러면서도 남에게 친절과 예의를 베풀고 지키는 사람은 간장과 신장이 튼튼하고 건강한 증거라 할 수 있다.

여기에 비장이 참가하여 세 장부를 도는 경맥이 교차되는 곳이 **삼음교**(三陰交) 혈이며, 발이나 무릎의 피로, 너무 살이 찔 때와 마를 때에 잘 듣는 경혈이다.

이 밖에도 흥분, 요통에도 사용된다. 다만 임신중에 **삼음교**(三陰交) 혈에 침을 놓으면 태아가 죽는다고 한다. 대장경의 **합곡**(合谷) 혈과 함께 유산(流産)을 위한 명혈로 알려졌으나 실제로는 이와 같은 효과는 잘 나타나지 않는다.

37. 지기(地機) 식욕을 증진시켜 주는 경혈

식욕이 부진하거나 다리가 붓고, 소변이 잘 나오지 않으며, 배가 팽만하거나 하는 증상은 모두 비장(脾臟)과 관계가 있다. **지기**(地機) 혈은 이와 같은 급성 증상을 제거하는 경혈로서 옛날부터 흔히 사용되고 있다.

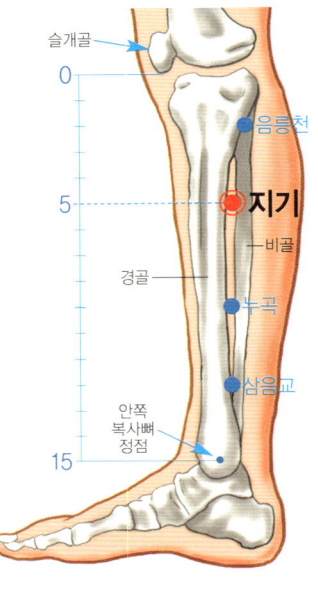

삼음교(三陰交) 혈에서 정강이를 따라 올라가면 무릎의 슬개골 끝에서부터 약 12cm(5촌) 정도 떨어진 곳에 큰 덩어리 모양, 혹은 힘줄 모양의 응어리가 있다. 이 곳을 가볍게 누르면 약간의 통증을 느낄 것이다.

이 곳이 **지기**(地機) 혈로서 '태음극'이라고도 불리며, 비경(脾經)의 극혈 중의 하나이다. '극'이란 틈을 뜻하며, 뼈와 살 사이의 틈에 있는 경혈이라는 것을 나타낸다. 한방에는 급성 증상은 이 '극'에서 제거하라는 말이 있듯이 중요한 경혈의 하나이다.

앞에서 나온 **태백**(太白) 혈과 함께 이 경혈을 가볍게 만져 주는 것만으로 발이 차갑거나 부을 때, 소변이 잘 나오지 않거나 배탈이 난 것을 간단히 치료할 수 있다.

이와 같은 증상이 있을 때는 **지기**(地機) 혈을 주무르거나 쓰다듬거나 온찜질을 하면 증상이 가벼워진다.

38. 음릉천(陰陵泉) 무릎이 아플 때 잘 듣는 경혈

침을 놓아 마취를 하여 뇌수술을 했다는 이야기를 들어 본 적이 있을 것이다. 이 때, 침을 놓는 경혈 중 하나가 바로 **음릉천**(陰陵泉)이다.

정강이 안쪽을 쓰다듬으면서 올라가 보면 무릎 바로 밑에 내보골(內輔骨)이라고 하는 불거져 나온 굵은 뼈가 있는데, **음릉천**(陰陵泉) 혈은 이 뼈 바로 아래에 있다. 한방의 고전에도 '**음릉천**은 내보골 아래에 있다'고 기록되어 있으며, 무릎이 시리고 아프거나 배가 아플 때, 식욕이 없거나 옆구리가 답답하고 숨이 가쁠 때, 어지럽거나 허리가 아픈 증상에 사용된다.

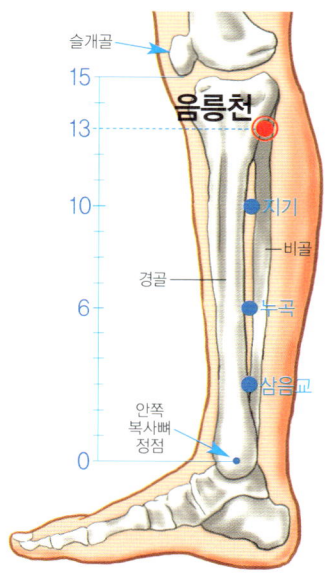

한방의 가장 오래 된 고전인 《영추(靈樞)》에는 '병이 높고 안에 있는 것은 이를 **음릉천**(陰陵泉)에서 제거하고, 병이 높고 바깥에 있는 것은 이를 **양릉천**(陽陵泉)에서 제거한다'고 기록되어 있다.

높은 병이란 두통·현기증·이명·어깨 결림·기침·동계·숨가쁨 등, 배꼽에서부터 위쪽에 나타나는 증상을 말하는 것이다. 안(內)이라는 것은 시린 것이 주(主)가 되는 증상, 그리고 바깥(外)이라는 것은 열이나 부기가 주(主)가 되는 증상을 말한다.

따라서 상반신의 증상에서도 차가운 곳에서 자서 배탈이 났을 때 이 경혈이 흔히 사용된다. 이와 반대로 일사병으로 머리가 아플 때에는 **음릉천**(陰陵泉) 혈의 반대쪽에 있는 **양릉천**(陽陵泉) 혈을 활용한다. 이 곳도 침 마취에 사용된 경혈임에 틀림없다.

39. 혈해(血海) 여성의 특이한 증상에 잘 듣는 경혈

옛날부터 비(脾)는 혈(血)을 다스린다고 하였는데, **혈해**(血海) 혈은 혈액의 흐름을 원활히 하고 막히지 않게 해 준다.

특히 혈액이 내려가는 길, 즉 여성에게 특유한 생리에서 일어나는 여러 가지 증상에 매우 효과가 있으며, 생리불순이나 미용에 잘 사용되는 경혈이다. 그리고 생리불순으로 아랫배가 팽만하거나 다리가 부었을 때에도 활용된다.

한방에서는 생리불순으로 인해 생기는 무릎의 통증, 아랫배의 팽만, 어깨가 결릴 때, 머리가 아픈 증상을 어혈증(瘀血證)이라 부르는데, 이 어혈증을 **혈해**(血海) 혈에서 제거하라는 것이다. 생리통으로 고통을 겪고 있는 여성이 알아 두면 편리한 경혈의 하나라고 할 수 있다.

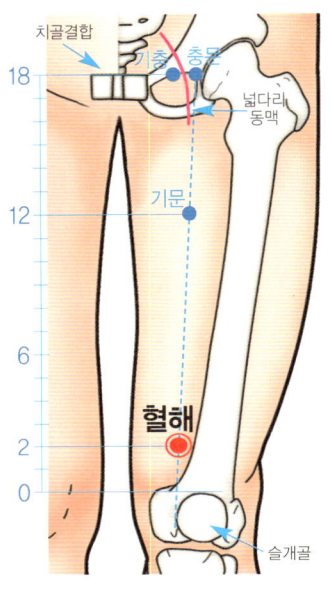

무릎의 안쪽 슬개골 위 2촌 지점에 이 **혈해**(血海) 혈이 있으며, 다리를 뻗었을 때 우묵 들어간 곳에 있다. 배꼽 아래 바로 1.5촌 지점에 **기해**(氣海)라 하여 기(氣)를 기르는 경혈이 있는데, 반듯하게 누워 다리를 60도 정도 벌렸을 때 두 다리에 있는 **혈해**(血海) 혈과 이 **기해**(氣海) 혈이 정삼각형을 이루고 있다.

한방 의학에서도 경맥에 기와 혈이 흐르고 있다고 하는데 이 기와 혈이 막히는 것을 제거하는 것이 **혈해**(血海) 혈과 **기해**(氣海) 혈의 세 군데의 경혈인 것이다. **혈해**(血海) 혈은 묵은 피를 내려보내는 경혈로서, 빈혈에도 잘 듣는 경혈로 유명하다.

40. 충문(衝門) 부인병인 현기증을 치료해 주는 경혈

목욕을 하고 난 뒤나 더위를 먹었을 때 배꼽에서부터 명치에 걸쳐 밀어올리는 듯한 통증과 함께 어지러워지는 경험을 가끔 했을 것이다. 이것은 특히 갱년기의 여성에게 잘 나타나는 증상이며, 자율 신경의 실조(失調)로 인하여 갑자기 머리에 피가 올라가기 때문에 생기는 현상이다.

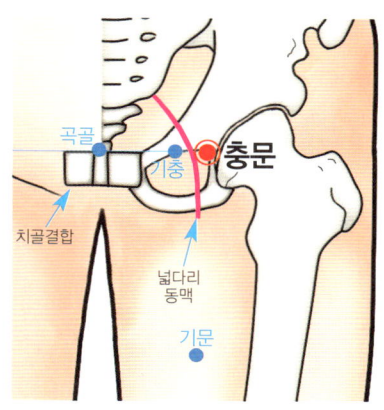

한방에서는 이것을 상충(上衝)이라 부르는데, **충문(衝門)** 혈의 이름도 여기에서 연유된 것이다. 옛날부터 현기증에 특히 효과가 있는 것으로 알려져 있다.

이 경혈은 치골(恥骨)의 바깥쪽 끝에 있으며, 대퇴동맥이 서혜부에서 크게 맥동을 치고 있는 곳, 즉 사타구니의 뿌리 부분에 있다. 자세하게 말한다면, 정중선의 치골결합에 있는 **곡골(曲骨)** 혈에서 옆으로 약 5~6cm(3촌) 떨어진 사타구니 한가운데 맥이 뛰는 곳으로 치모(恥毛)가 난 부근에 있다.

충문(衝門) 혈은 현기증 외에 냉한 것이 원인이 된 복통, 그리고 응어리 등을 제거할 때도 효과가 있다. 그리고 아기가 경풍을 일으켰을 때도 흔히 사용된다. 이 밖에도 임신중에 태아가 움직여서 명치 부근이 뻐근하여 숨을 제대로 못 쉴 때에도 잘 듣는다.

41. 대횡(大橫) 설사·변비에 잘 듣는 경혈

옛날부터 배꼽은 **신궐(神闕)** 혈이라 하여 인체 중에서도 매우 중요한 곳이다.

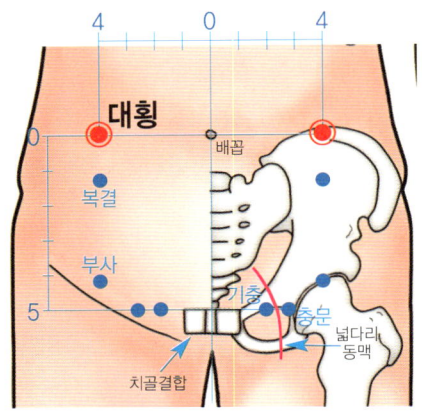

배꼽 양 옆으로 각각 4촌 떨어진 지점에 있는 중요한 경혈이 **대횡**(大橫)이다. 반듯하게 누워 무릎을 뻗고 상체를 약간 위로 들어올리면 명치에서부터 배꼽 부근에 걸쳐 양쪽에 세로로 2개의 크고 단단한 근육이 나타난다.

바깥쪽 근육이 배를 지나가는 비경(脾經)의 경로에 해당하며 **대횡**(大橫) 혈은 이 근육의 바깥쪽 주변에 있다.

이 경혈은 인간의 상반신, 하반신의 기능이 균형을 이루고 있는지의 여부를 알기 위한 소중한 경혈이다. 특히 설사나 변비 등 장의 기능이 둔화되었을 때 나타나는 증상에는 이 경혈이 매우 효과적이다.

그리고 **대횡**(大橫) 혈에서부터 4촌 내려간 곳에 **부사(府舍)** 혈이 있는데 이 곳도 설사와 변비에 자주 사용되므로 알아 두면 편리하다. 부(府)는 사기가 모이는 곳을 뜻한다. **부사(府舍)** 혈은 비경·간경 등이 교차되는 곳이며 이들 경맥의 여러 가지 증상을 제거하기 위해서는 이 경혈도 매우 효과적이다.

42. 복결(腹結) 위장염에 잘 듣는 경혈

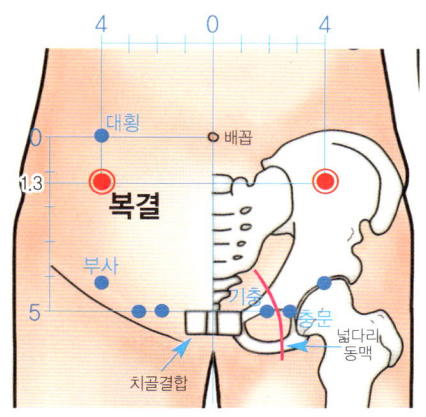

장에 가스가 쌓이면 아랫배가 팽만하여 배꼽 부근이 응어리처럼 딱딱해지는 경우가 있다. 간혹 어떤 사람은 암이 아닐까 하여 걱정하는 경우도 있지만 암은 아니다.

이것은 만성 변비(便秘)가 있는 사람에게 나타나기 쉬운 증상이며, 이와 같은 경우에는 **복결**(腹結) 혈을 가볍게 눌러 주면 편해진다.

복결(腹結) 혈은 배꼽 양 옆으로 각각 4촌 떨어진 지점에 있는 **대횡**(大橫) 혈에서부터 약 3cm(1.3촌) 정도 내려간 곳에 있으며, 만성 변비 외에도 특히 명치가 아프거나 구역질이 나거나 설사를 하는 증상에도 사용된다.

이것들은 위장염의 전형적인 증상인데, 배꼽 부근이 꼬로록 소리를 내면서 설사 기미가 있을 때는 소장염, 배가 무지근하여 대변이 잘 나오지 않는 것은 대장염이다. 그리고 구역질이 나며 위장이 아플 때는 위염이라 생각하면 틀림없다.

복결(腹結) 혈은 이와 같은 증상에 잘 듣지만 반대로 배를 만져 보아서 딱딱한 응어리가 있으면 위와 장의 상태가 나쁜 증거이다. 이럴 때에는 **복결**(腹結) 혈을 마사지하거나 지압을 하면 치료가 된다.

43. 천계(天谿) 유방의 응어리나 부기를 없애 주는 경혈

비경(脾經)의 마지막은 **천계**(天谿) 혈이다. 이 경혈은 제4늑골의 약간 위, 즉 젖꼭지의 바깥쪽 대각선 위쪽 15도 방향으로 약 6cm(2촌) 떨어진 곳에 있다.

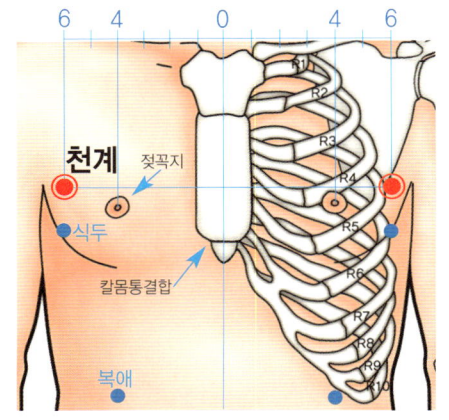

천(天)이란 천부(天部), 즉 상반신을 뜻한다. 계(谿)란 큰 골짜기를 뜻하므로, **천계**(天谿)라고 하면 하늘의 기를 받아 오장(五臟)에 공급하는 장기(臟器)인 폐에 해당하는 계곡처럼 생긴 우묵한 곳인 것이다.

천계(天谿) 혈은 특히 여성의 유방이 부어올랐을 때 잘 듣는다. 출산 후 유방이 부어서 심할 때는 높은 열이 나는 경우가 있는데, 이럴 때는 유방을 주무를 것이 아니라 유방 옆에 있는 이 경혈을 쓰다듬듯이 눌러 준다.

열이 높지 않고 응어리가 있으면 이 곳을 누르고 나서 가볍게 주무르면 유방의 부기가 빠지고 열도 내려간다. 유방에 응어리가 있고, 눌러도 통증이 없을 때는 전문의에게 진찰을 받아 보아야 한다. 악성 종양인 경우가 가끔 있기 때문이다.

이 밖에도 폐(호흡기)와 심장(순환계)의 증상에도 흔히 사용된다. 가슴이 답답할 때, 숨이 가쁘거나 동계(動悸), 어지러울 때 등에도 흔히 사용되는 경혈이다.

5) 심경(心經)

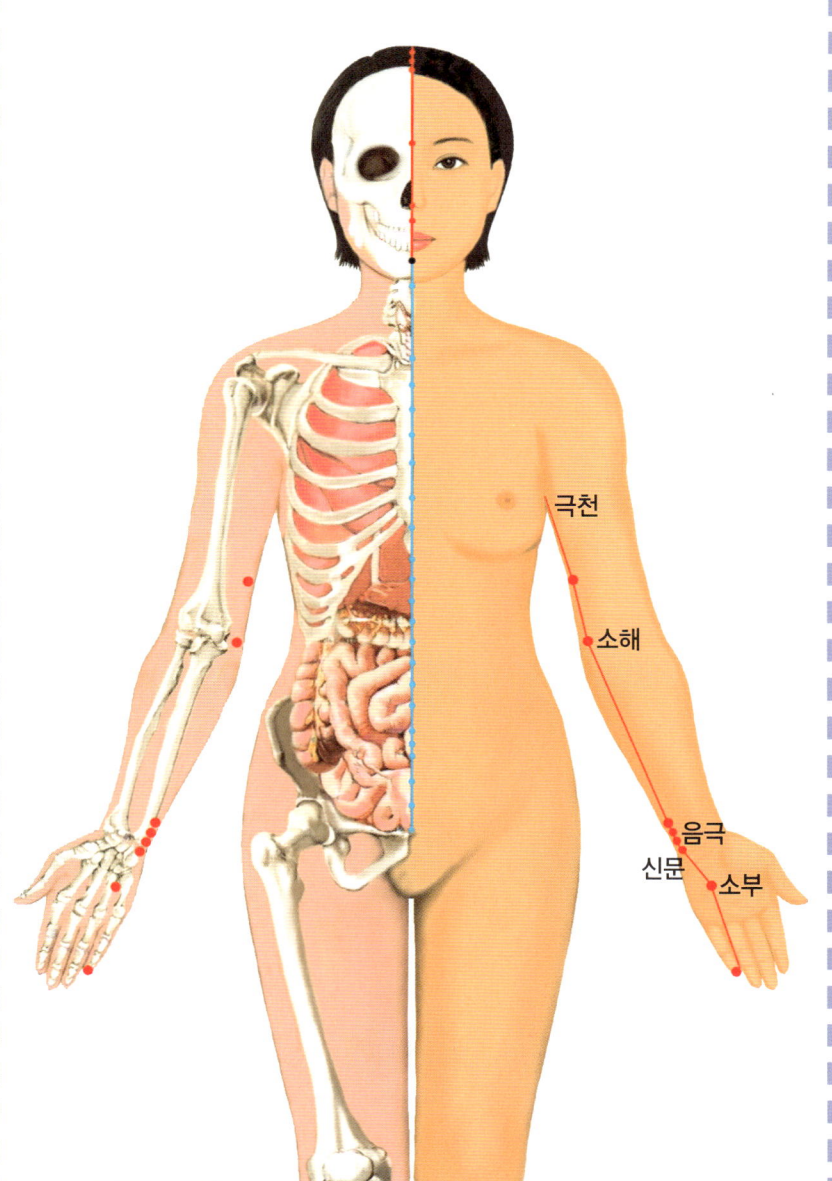

5) 심경(心經)

심장에 장해가 있으면 눈이 충혈되기 쉽다

 이제부터는 심경(心經)에 대한 설명이다. 심(心)이란 현대 의학에서는 심장(心臟)을 말하는 것으로 한의학에서는 오장(五臟)의 하나에 속한다.

 심(心), 즉 심장은 폐와 횡격막 사이에 위치하며 그 모양은 마치 연꽃 봉오리를 닮았고, 등허리 다섯번째의 흉추에 붙어 있다. 이 심(心)의 장을 양생하는 에너지의 순환계를 심경, 즉 심의 경맥(經脈)이라 말하는 것이다.

 심장에 장애가 일어나면 이 증상은 바로 이 경맥상의 경혈에 나타난다. 그 증상을 살펴보면 첫째, 눈이 잘 충혈된다. 이어서 목이 타거나 또는 명치가 아프고, 팔뚝에서 팔꿈치·팔목에서 손바닥 쪽의 새끼손가락에 이르는 곳이 냉해지거나 아프며 저려오기도 한다. 때로는 손바닥이 뜨거우면서도 아프다. 이럴 때에는 심장에 어떠한 이상이 발생한 증거이므로 각각의 경혈에 대한 설명대로 가볍게 쓰다듬거나 마사지하고 지압하거나 또는 침이나 뜸 등을 활용하면 이와 같은 고통을 가라앉혀 줄 것이다.

이와 같은 증상을 가진 사람은 대부분 흥분한 것처럼 불그스레한 얼굴을 하고 있다. 그리고 옆머리와 목·손목·발등 등에 있는 맥이 몹시 강하다. 또한 발음은 대단히 또렷하고 맑은 편이지만 〈다〉행렬(다댜더뎌···), 〈나〉행렬(나냐너녀···) 〈라〉행렬(라랴러려···) 등의 발음이 분명하지 못하다.

성격은 강해서 감정적으로 흐르기 쉬운 반면, 남이 즐거워하면 같이 즐거워하고, 힘든 일에는 같이 걱정해 주는 다정 다감한 사람 가운데에 많다. 이런 유형의 사람들은 여름이 되면 피로해지기 쉽고 음식물은 불에 구운 음식, 즉 토스트나 구운 고기 또는 절여서 말린 생선류를 좋아한다. 그리고 이러한 사람은 책을 읽으면 곧바로 눈이 피로하다는 호소를 많이 하게 된다.

이와 같은 경향을 가지고 있는 사람을 조사해 보면 명치 근방에 있는 **거궐(巨闕)**이라는 경혈과 제5흉추극돌기 아래 좌우의 견갑골 사이에 있는 **심유(心兪)**라는 경혈을 가볍게 누를 때 통증을 느끼거나 응어리가 잡히는 증상이 나타난다.

이 경맥의 경로는 심장에서 출발하여 몸통의 중심부를 통해 횡격막을 지나서 소장(小腸)으로 뻗어나간다. 이것이 심경(心經)으로서 이 심경에서 갈라진 가지가 심장으로부터 위로 이어져 목구멍의 양쪽을 통해서 눈까지 이어져 있다. 심경 가운데 실제로 활용되는 경혈이 위치하는 가지는 심장에서 폐(肺)를 지나 겨드랑이에 들어가 있다. 그리하여 겨드랑이에서 다시 **극천(極泉)**이라 불리는 경혈을 지나 위팔뚝의 안쪽 새끼손가락이 있는 방향으로 내려와서 팔꿈치를 통하고 팔목 관절까지 내려온 후 손바닥을 통해서 약손가락과 새끼손가락 사이를 지나 새끼손가락의 손톱 근처에서 끝난다.

44. 극천(極泉) 겨드랑이의 체취를 없애 주는 경혈

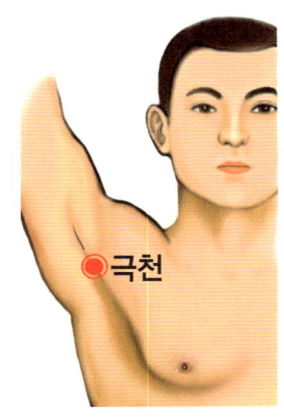

심경(心經)의 첫째 경혈은 **극천**(極泉)이다. 이 경혈은 사물의 가장 윗자리를 차지한다는 뜻을 가진 '극(極)'이라는 글자와 '샘(泉)'이라는 글자가 나타내고 있듯이, 심경의 최상부에 위치하여 '경맥의 맥수(脈水)'가 솟아 나는 샘이라는 뜻이다. 즉, 본경에서 갈라진 경맥이 이 경혈에서 흘러나와 위팔뚝·팔꿈치·팔목으로 이어져 흐르기 때문이다.

그 위치는 팔이 몸통에 붙어 있는 뿌리 부분으로 겨드랑이 앞쪽에 있다. 경혈을 잡는 방법은 양팔을 내리고 차려 자세를 취했을 때 겨드랑이에 생기는 주름살 부분, 또는 팔꿈치를 들어올려 겨드랑 밑의 동맥 맥박이 잡히는 장소를 찾으면 된다.

극천(極泉) 혈은 가슴에서 옆구리에 이르는 통증과 겨드랑이의 액취(腋臭) 제거에 활용된다.

여름이 되면 겨드랑이에서 지독한 냄새가 나는 사람이 있다.

이러한 사람은 예전에는 끝이 날카로운 삼릉침으로 피부를 가볍게 찔러 피를 한 방울 짜낸다. 이렇게 피를 뽑아내면 겨드랑이 냄새가 없어진다고 하여 흔히 활용된 방법이었다.

그 외에 명치가 아프거나 또는 가슴이 답답하고 동계(動悸)가 진정되지 않거나 근심 걱정으로 가슴이 울렁거려서 진정되지 않을 때에도 이 경혈 요법을 이용한다.

45. 소해(少海) 팔의 통증을 가라앉게 해 주는 경혈

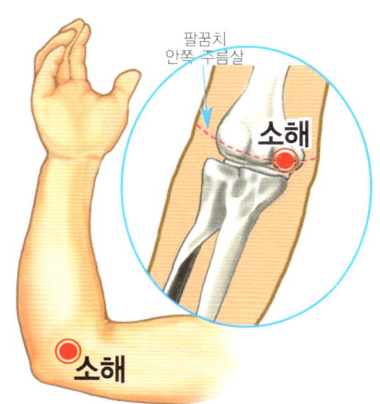

팔꿈치의 큰 뼈와 팔꿈치 머리 부분 새끼손가락 쪽의 가장 안쪽에 있는 것이 **소해**(少海) 혈이다. 팔꿈치를 구부리면 오금주름이 생긴다. 이 주름의 안쪽, 즉 새끼손가락이 있는 안쪽 복사뼈 사이 오목한 곳에 살며시 손을 대어 동맥의 맥박을 감지할 수 있는 곳이 바로 이 경혈이다.

원래 경혈을 잡아낸다고 하는 것은 삼음(三陰)의 경우는 심장의 맥박을 통해서 잡고, 삼양(三陽)은 뼈마디를 통해서 알아낸다고 한다. 손바닥은 전체가 음(陰)이고 손등은 모두 양(陽)이기 때문에 모든 경혈은 될 수 있는 대로 동맥을 찾아 경혈을 판별하는 것이 좋다.

경맥의 흐름이란 물의 흐름과 비교가 된다. 즉, 샘처럼 솟아나오는 곳이 정혈(井穴), 시냇물로 비유되는 작은 흐름은 형혈(滎穴), 그리고 못과 같이 괴어 있는 곳을 유혈(俞穴)이라 부르며 마지막으로 팔꿈치나 무릎과 같이 큰 흐름을 나타내는 곳, 즉 바다로 쏟아져 들어간다는 뜻으로 합혈(合血)이라 부른다. 손의 소음심경(少陰心經)이 큰 흐름, 즉 본경으로 이어져 들어가는 곳에 있는 **소해**(少海)는 소음(少陰)의 바다로 들어가는 경혈이라는 뜻으로 피로한 눈, 두통, 옆구리의 통증, 겨드랑이 아래의 임파선의 부종인 가래톳, 팔의 안쪽, 즉 새끼손가락 쪽으로 흐르는 신경통 등에 효력을 발휘한다.

46. 음극(陰郄) 협심증의 고통을 없애 주는 경혈

손목을 힘껏 손바닥 쪽으로 구부리고 또다시 새끼손가락을 안으로 구부린다. 그러면 새끼손가락 부분의 손목이 불룩 일어난다. 이 곳에서 2cm 정도의 위쪽에 **음극**(陰郄) 혈이 있다.

이 경혈은 앞에서 설명한 **소해**(少海) 혈과 같이 눈의 피로, 명치의 통증, 위팔뚝에서 팔꿈치를 거쳐 손바닥의 새끼손가락에 미치는 통증과 코가 막히거나 코피가 나올 때 잘 사용한다.

특히 심장 혈관의 경화(硬化) 등으로 인한 급성 심장마비의 원인이 되는 협심증의 발작 때는 왼쪽 겨드랑이 아래에서 새끼손가락에 이르는 심경의 경로에 찌릿찌릿한 큰 통증이 계속되는데 이럴 때 이 **음극**(陰郄) 혈과 다음에 설명하는 **신문**(神門) 혈, 등허리의 다섯번째 흉추의 양쪽에 있는 **심유**(心兪) 혈, 양쪽 유방 사이에 있는 **단중**(膻中) 혈 등을 힘껏 눌러 주면 신통하게도 통증이 가라앉는다.

음극(陰郄)이라는 것은 소음심경(少陰心經)의 극(郄;틈새)이라는 뜻으로, 여기는 심장을 누르는 에너지계의 경맥 중 경수(經水)가 가장 잘 막히기 쉬운 곳이라는 뜻이다.

그러므로 이 곳을 지압하거나 쓰다듬거나 또는 어떤 자극을 줌으로써 경맥이 막혀 있는 경우에 유통을 원활하게 하여 심장병이나 심경(心經)에서 오는 여러 가지 증상을 바로 잡을 수 있다.

47. 신문(神門) 심경(心經)의 증상을 알아내는 경혈

이 이름은 정신이라든가 정서(情緒)가 머리가 아닌 오장 육부, 특히 심장에서 나오고 있다는 한방적인 사고에서 연유된 것이다.

다시 말하면 심장은 영장류(靈長類)인 인간에 있어서 무엇보다도 영묘한 정신의 바탕은 심장을 통하는 관문이라는 점에서 신문(神門)이라는 이름이 붙여졌다. 이 경혈은 심경의 원혈(原穴)로 되어 있어서 심(心)의 장(臟)에 어떤 증상이 있는지의 여부는 경맥 전체가 아니고 이 경혈을 살피는 것이다.

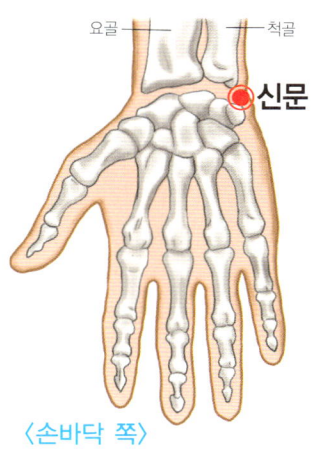
〈손바닥 쪽〉

이런 뜻에서도 이 경혈은 지극히 중요한 위치를 점한다.

신문(神門) 혈의 위치는 손목 안쪽 손바닥의 손목 주름이 있는 우묵한 곳에 있으므로 손바닥 쪽 손목의 새끼손가락 쪽 근처에서 쉽게 찾을 수 있다. 이 경혈은 옛날부터 부인이 임신했는지의 여부를 판별하는 데 활용되어 왔다. 임신했을 때는 이 맥이 그치지 않고 강하게 뛰고 있기 때문이다.

또한 신문(神門) 혈은 눈이 피로할 때, 목이 마르고 식욕이 없을 때, 동계가 심하고 가슴의 통증이 심하거나 팔이 아프고 마비가 올 때, 또는 손바닥이 화끈거리는 증상 등에 효과가 있다.

48. 소부(少府) 손의 화끈거리는 열기를 잡아 주는 경혈

약손가락과 새끼손가락을 안쪽으로 깊숙이 구부려서 꽉 쥐면 두 손가락 끝이 손바닥의 새끼손가락 쪽 손바닥에 볼록하게 튀어나오는 부드러운 살갗에 닿는다. 이 곳이 **소부**(少府) 혈이다. 이 곳을 엄지손가락으로 세게 누르면 살 속까지 미치는 통증을 느낄 수 있을 것이다.

팔꿈치를 구부릴 수 없을 때, 약손가락부터 새끼손가락에 걸쳐 마비 현상이 오고 또한 손이 화끈거릴 때 이 경혈이 있는 근방을 잘 주무르면 효과가 있다. 원래 손이 화끈거린다는 것은 '장중열통(掌中熱痛)'이라고 하는, 손바닥에서 열이 나면서 아픈 것을 말하는데 이는 과로의 증상, 즉 극히 피로해진 상태를 나타내는 것이다. 그러므로 신경질적인 사람들은 금방 손바닥이 젖을 정도로 땀이 나기도 한다.

이럴 때에는 무리하지 말고 여유 있게 마음을 차분하게 하여 새끼손가락 아래의 볼록 나온 **소부**(少府) 혈을 가볍게 눌러 주면서 푹 쉬면 치료가 된다. 손바닥은 그냥 만져만 보아도 그 사람의 성격이나 건강 상태 등을 알아낼 수 있을 정도로 신비로운 곳이다.

예를 들면 엄지손가락이나 새끼손가락의 안쪽이 부드러우면서 두터운 사람은 친절하고 건강도 좋다. 또한 손바닥이 창백하며 차갑고 부드럽지 않은 사람은 마음이 냉정하고 이성적이긴 하지만 체력이 약하다는 증거이다. 또, 손바닥이 매우 거칠거칠한 사람은 가슴이나 배의 상태가 나쁘다는 증거이므로 조심해야 한다.

6) 소장경(少腸經)

견정

청궁
권료
천용
견정

양로

소택

소장경少腸經

6) 소장경(少腸經)

소장의 운동이 둔해지면 청각이 나빠진다

소장(小腸)은 위와 대장(大腸)을 잇는 길이 6~7m 정도의 소화 기관이다.

소장은 장의 한 부분으로 위와 대장 사이에 있으며 소화와 흡수의 생리 작용을 수행하는 중요한 장기(臟器) 가운데 하나이다. 식사를 한 후나 위가 비어 있을 때에 배가 아프다거나 가슴이 쓰리고 아픈 증상이 나타나면 누구나 십이지장 궤양이 아닌가 하고 의심한다.

이 같은 소장의 작용을 한방 의학에서는 '소장의 길이는 6~7m, 옆으로 구부러져 겹쳐 쌓여서 열여섯 번 구부러지고, 위의 아래 입은 바로 소장이 시작되는 곳이다. 배꼽 위 2촌에서 시작되며 물과 음식이 이 곳으로 들어간다. 배꼽 1촌 위를 **수분(水分)** 혈이라 이르고 이 곳이 소장의 끝 쪽이 된다. 이 곳에 이르러 소화·흡수되어 걸러진 수액은 방광으로 가고, 가스는 대장으로 들어간다'고 설명되어 있다.

이를 좀더 알기 쉽게 풀이하자면, 배꼽 위 약 2~3cm(1촌) 정도에 있는 **수분(水分)** 혈 근방에서 소장이 끝나 대장에 이어져 있다. 그리고 물기는 방광으로 빠지며 가스 등은 대장을 통해 항문으로 옮겨진다는 뜻이다.

우리가 가장 궁금해하는 것은, 이 소장의 기능이 둔화되면 어떤 증상이 우리 몸에 생길까? 먼저 눈이 노랗게 변할 때, 소리가 잘 들리지 않을 때(청각 장애), 볼이 부을 때, 목구멍이 아플 때, 머리가 무거울 때, 위팔뚝에서 팔꿈치를 통해 팔목까지 통증이 생기는 등의 증상이 온다.

이럴 때에는 첫번째 천골 구멍 옆, 정중선에서 양 옆으로 각각 1.5촌 나간 곳에 있는 **소장유**(小腸兪) 혈이나 배꼽의 약 6cm(3촌) 아래에 있는 **관원**(關元) 혈에 통증과 응어리가 나타나기 쉽다.

이러한 증상을 치료하려면 소장경에 있는 경혈을 이용하면 좋다. 소장경은 손등 쪽 새끼손가락 끝에 있는 **소택**(少澤) 혈에서 시작하여 새끼손가락을 올라와 팔꿈치에 이르고 다시 위팔뚝의 바깥쪽에서 겨드랑 아래의 뒤쪽으로 뻗어나와 어깻죽지와 어깨를 지나 등뼈의 제7경추 부근에서 속으로 들어간다. 여기서 다시 대장을 한 바퀴 돌아 어깨 앞쪽으로 나와서 목 옆의 굵은 근육을 지나 볼을 통해서 귀로 나온다. 여기에서 다시 가지가 갈려 볼을 통해서 눈 아래에 이르고 이어 코 끝부분에서 끝난다.

소장경에는 **소택**(少澤)·**전곡**(田穀)·**후계**(後谿)·**완골**(腕骨)·**양곡**(陽谷)·**양로**(養老)·**지정**(支正)·**소해**(少海)·**견정**(肩貞)·**노유**·**천종**(天宗)·**병풍**(秉風)·**곡원**(曲垣)·**견외유**(肩外兪)·**견중유**(肩中兪)·**천창**(天窓)·**천용**(天容)·**권료**·**청궁**(聽宮) 등 19개의 경혈이 있다. 이 가운데에서 많이 이용되는 **소택**·**완골**·**양로**·**견정**·**천용**·**청궁**·**권료** 등 7개의 경혈을 소개하겠다.

49. 소택(少澤) 백내장에 잘 듣는 경혈

소장경(少腸經)은 손의 새끼손가락 손톱 근방의 바깥쪽에 있는 **소택**(少澤) 혈에서 시작된다. 소(少)라는 뜻은 앞에서 설명했듯이 맨 끄트머리를 암시하고 있기 때문에 **소택**(少澤)이라는 이름만으로도 그 경맥 최초의 경혈임을 알 수 있다.

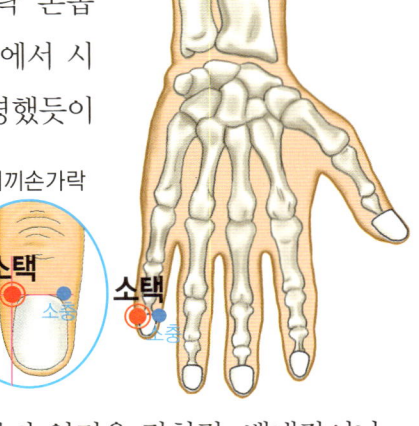

이 경혈은 '목예(目翳)의 치료에 피 한 방울이면 된다.'고 옛날부터 일러온 것처럼, 백내장이나 녹내장 등에 효험이 있는 것으로 알려져 있다. 목예란 눈의 흑정이 흐려진 것으로 백내장·녹내장·눈 앞에 먼지 같은 것이 어른거리는 현상 등은 **소택**(少澤) 혈에서 약간의 피를 뽑아내면 상태가 좋아진다.

중풍으로 반신불수가 되었을 때도 바로 이 경혈에서 피를 빼낸다. '손발의 다섯 손가락이나 발가락 끝에 있는 경혈은 모두 반신불수를 고친다.'고 전해온 것처럼 손발의 손·발톱 부근에 있는 10개의 경혈에서 약간의 피를 빼내면 반드시 효과를 본다고 한다. 이것은 한방에서는 십정혈사혈(十井穴瀉血)이라고 하여 왼쪽에 마비가 오면 왼쪽 손발에서, 오른쪽에 마비가 나타나면 오른쪽 손발에서 피를 뽑아내도록 되어 있다. 그리고 이 조치로도 치료가 되지 않으면 왼쪽의 마비는 오른쪽에서, 오른쪽의 마비는 왼쪽에서 조치를 취하는 침술의 원리를 이용해야 한다.

50. 완골(腕骨) 소장(小腸)의 병증을 알아내는 경혈

이 경혈의 명칭은 손목뼈 중의 하나 앞에 있는 경혈이라는 뜻에서 완골(腕骨)이라는 이름을 붙인 것인데, 손바닥의 안쪽 손목 앞 우묵한 곳에 있다. 부위를 더욱 자세히 설명하면, 제5중수골 끝 부위인 손목 쪽의 우묵한 곳에 있다. 이 혈은 침이나 뜸을 뜰 때는 주먹을 쥐고 침혈을 잡는 것이 요령이다.

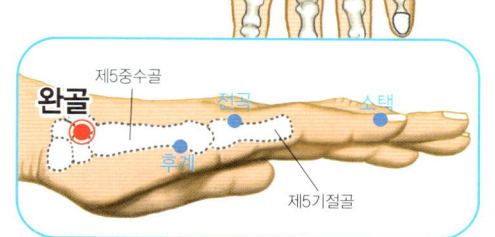

소장(小腸)의 병 증상을 조사할 때 이 완골(腕骨) 혈이 이용된다. 소장에 이상이 있으면 이 곳을 가볍게 누르기만 해도 몹시 심한 통증을 느끼게 된다. 이 곳은 두통, 목이 뻣뻣할 때, 어깨와 팔이 아프고 저릴 때, 손가락 관절에 염증이 있을 때 등에 잘 듣는 경혈이며 무엇보다 소장경의 원혈(原穴)이라는 점에서 소장의 병증을 알아내는 데 극히 중요한 경혈이다.

그 밖에 귀의 병증인 이명(耳鳴), 눈의 병증인 녹내장·백내장·눈물이 저절로 흐를 때, 소아의 경련, 구토, 얼굴이 부을 때 등에도 잘 듣는다.

51. 양로(養老) 종기나 면종(面腫)을 치료해 주는 경혈

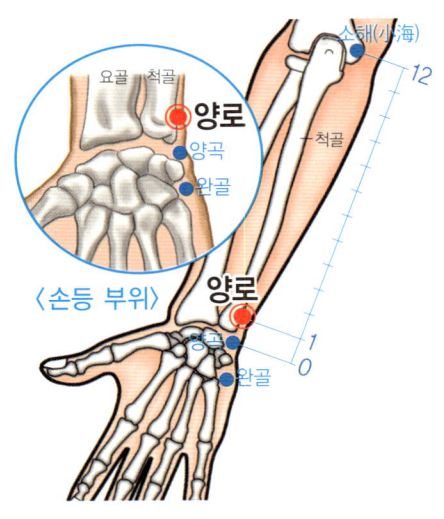

　등마루나 얼굴 등에 종기가 생겼을 때 이를 치료하기 위해 쓰이는 곳이 이 **양로**(養老) 혈인데, 팔목에 있는 복사뼈에 생기는 홈 속에 있는 것으로, 손바닥을 아래로 향한 다음 튀어나온 척골을 손가락으로 누른 채 손바닥을 몸쪽을 돌리면 우묵한 곳이 잡히는데, 이 곳이 바로 **양로**(養老) 혈이다. 이 경혈은 특히 소장경에 관련되어 생기는 급성 증상들을 치료하는 데 효과가 있다. 예를 들면 어깨로부터 팔꿈치에 걸쳐 급격한 통증이 일어나거나 눈이 침침해서 곤란한 증상에 활용된다.

　등이나 얼굴에 종기나 부스럼이 나서 고통스러울 때는 이 **양로**(養老) 혈을 지압해도 되지만 뜸을 떠 주면 효과가 더욱 좋다. 특히 대장경(大腸經)의 **수삼리**(手三里) 혈과 **합곡**(合谷) 혈에 같이 뜸을 뜨면 효과가 더욱 빨리 나타난다.

　이 **양로**(養老) 혈은 글자의 뜻이 가리키는 그대로 늙음(노쇠한 것)을 기른다는 뜻이 있듯이, 노인의 양생(養生)을 위하여 뜸을 뜨는 경혈 가운데 하나이다.

52. 견정(肩貞) 50대의 견비통을 다스리는 경혈

어깨의 힘을 빼고 양팔을 아래로 내릴 때 겨드랑이 아래의 등 뒤쪽에 생기는 주름살 근처에 있는 경혈을 **견정**(肩貞)이라 부른다. 상완골과 어깨 끝머리의 관절 위쪽에 해당하는 장소이다.

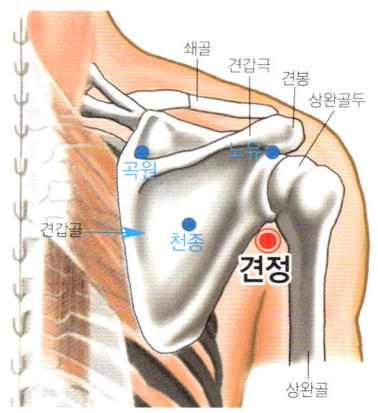

견정(肩貞) 혈은 나이가 들면 잘 나타나는 증상에 잘 듣는다. 즉, 어깨가 뻐근하거나 통증을 느낄 때, 50대의 견비통 등의 증상에 잘 듣는다. **견정**(肩貞) 혈을 이용할 때 이 곳에서 약 6cm 위쪽에 있는 **노유**(臑兪) 혈을 같이 활용하면 더욱 효과가 좋다. 노(臑)는 위팔뚝, 유(兪)는 경혈이라는 뜻이므로 **노유**(臑兪)는 위팔뚝에 있는 경혈이라는 뜻이다.

이 밖에도 팔을 잘 움직일 수 없거나 쇄골의 주위에 통증이 올 때, 그리고 이명(耳鳴)이 오고 손발이 저려올 때 이를 풀어 주기 위해서도 많이 활용된다. 특히 **노유**(臑兪) 혈에서 등뼈를 향하여 가로로 똑바로 그은 선과 견갑극의 중앙부에서 수직으로 내린 선이 교차되는 지점에 있는 **천종**(天宗), 후두골에 있는 **천주**(天柱), 견갑골 안쪽의 위 구석에 있는 **곡원**(曲垣), 어깨 끄트머리 부위에 있는 **견료**(肩髎), 그리고 역시 어깨 끄트머리 부위에 있는 근육의 우묵한 곳에 있는 **견우**(肩隅)와 몸의 앞쪽 쇄골 아래에 있는 **운문**(雲門) 등의 경혈이 모두 50대의 견비통에 대한 주치혈이므로 어깨가 몹시 아플 때에는 자주 이 경혈들을 지압을 하거나 마사지를 해 주면 좋다.

53. 천용(天容) 목이 아플 때 잘 듣는 경혈

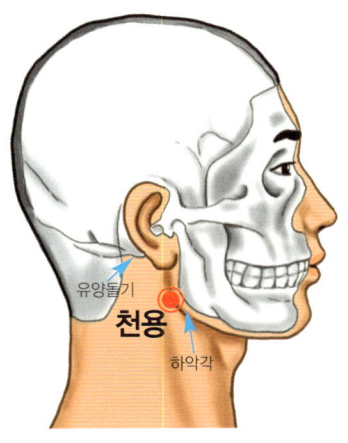

목구멍이 아파서 잠을 자지 못할 때 귀 밑에 있는 아래턱 안쪽 끝 부분을 가볍게 눌러 주면 통증이 사라지는 경험을 한 적이 있을 것이다. 원인은 이곳에 있는 **천용**(天容) 혈을 지압해 주었기 때문이다. 좀더 정확히 말하면 귀의 뒤쪽에 있는 목의 굵은 근육인 흉쇄유돌근의 바로 앞에서 **천용**(天容) 혈을 잡는다.

천(天)은 목에서 위쪽의 천부(天部)를, 용(容)은 물건을 넣거나 싸거나 또는 덮고 사용한다는 등의 뜻을 각각 가지고 있다. 따라서 **천용**(天容)이란 천부의 여러 가지 증상, 예를 들면 목구멍의 통증 외에도 머리·가슴의 통증·치통·이명(耳鳴) 등을 치료하는 경혈임을 알 수 있다.

목 부위에 있는 경혈은 대부분 천(天) 자가 붙어 있다. 한방에서는 이 목 부위에서 머리에 이르는 천부(天部)에 일곱 개의 구멍(두개골에 있는 구멍)이 있다고 한다. 즉, 두 개의 눈과 두 개의 귓구멍 두 개의 콧구멍과 하나의 입을 지칭하는 것이다.

그리하여 이를 자연계의 '하늘의 빛나는 별'에 비유하여, 이들이 제각각 맡은 바 기능을 다하며 반짝이고 있을 때는 소자연(小自然)인 인간도 건강하여 걱정이 없지만 이 중 어느 하나의 별, 즉 눈이나 귀 등에 고장이 나면 건강이 무너진다고 한다. 이들 일곱 개의 구멍의 병을 치료하는 경혈이 **천용**(天容) 혈을 비롯한 천(天)의 문자를 가지고 있는 경혈인 것이다.

54. 권료(顴髎) 미용과 안면 신경통에 잘 듣는 경혈

얼굴의 광대뼈가 솟아 있는 약간 바깥쪽 아랫 부분, 즉 광대뼈 아래 오목한 부분에 있는 경혈을 **권료**(顴髎)라 한다. 이곳은 안면 신경통 등 얼굴에 생기는 통증 외에 얼굴이 붓거나 눈이 피로할 때, 윗니가 아플 때 이를 진정시켜 주는 경혈이다.

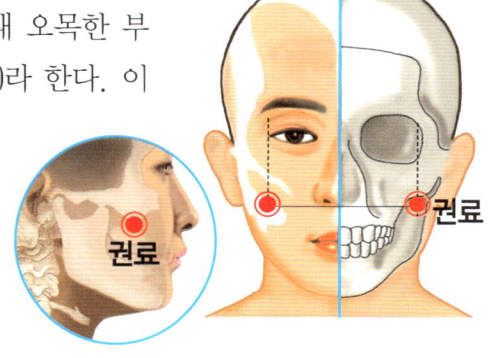

또한 **권료**(顴髎) 혈은 얼굴을 아름답게 만들고 싶어하는 여성에게는 보너스로 미용 효과도 가져온다.

얼굴을 늙게 보이게 하는 주범인 이마에 잡히는 주름살, 눈 주위에 나타나는 잔주름살, 목덜미에 생기는 주름살 등은 중년이 된 여자들이 가장 싫어하는 것이다.

얼굴에 생기는 주름살의 원인은 얼굴 근육의 조직 구조에서 찾아낼 수 있다. 팔이나 가슴 등은 피부와 근육이 서로 떨어져 있지만 얼굴을 둘러 싼 피부만은 근육의 섬유질과 뒤섞여 있어서 분리되어 있지 않다. 그렇기 때문에 근육의 수축에 따라 기쁨과 슬픔 등의 표정을 풍부하게 나타낼 수 있는 것이다. 그러므로 이 근육이 이완(弛緩)되면 피부도 늘어져서 주름살이 된다. 그러므로 비록 안면 신경통에 걸리지 않은 사람이라도 이 경혈을 중심으로 얼굴에서 목·이마·눈꺼풀, 그리고 볼에서 코·귀의 둘레, 아래턱에 이르기까지 곳곳에 있는 경혈을 손가락 끝으로 가볍게 마사지해 주면 주름살이 사라지게 하는 효과를 볼 수 있다.

55. 청궁(聽宮) 이명(耳鳴)을 치료해 주는 경혈

귀의 질병에 걸렸을 때는 사소한 원인이나 또는 흥분하여 혈관이 장애를 받을 때 이명(耳鳴)이 잘 일어난다. 귀 속에서 '찡~' 하는 매미가 우는 소리가 들리는가 하면 금속성의 소리도 때로는 들린다. 일반적으로 매미가 우는 소리가 들리는 것을 전음(傳音) 이명이라고 하며 잘 치료가 되지만, 금속성의 소리가 들리는 감음성(感音性) 이명은 좀처럼 낫지 않는다.

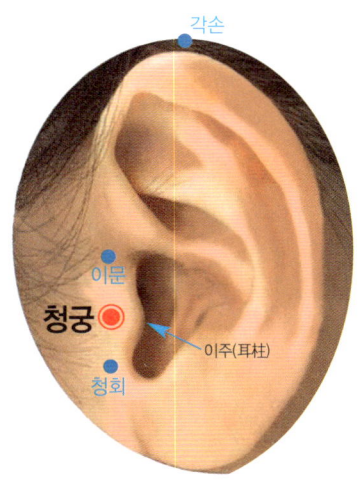

이럴 때 잘 사용하는 경혈이 **청궁**(聽宮) 혈로, 귓구멍 바로 앞에 나온 이주(耳柱)의 약간 아래 쪽에 있다. 궁(宮)이라 하면 임금이나 지체가 높은 사람이 거처하는 집을 뜻하므로 **청궁**(聽宮) 혈은 모든 귀의 질병을 다스리는 대단히 중요한 경혈임을 나타내고 있다. 이명 외에도 귀가 잘 들리지 않는 가는귀가 먹었을 때, 안면마비, 얼굴의 신경통, 두통, 현기증은 물론 시력이 약해질 때에도 이 경혈을 활용한다.

최근 중국에서 순전히 침으로 귀머거리의 귀를 고쳤다는 이야기가 신문·방송 등을 통해 알려져서 큰 주목을 끌고 있다.

이 경우에 쓰는 경혈이 바로 이 **청궁**(聽宮)과 **이문**(耳門)·**청회**(聽會)·**각손**(角孫)·**규음**(竅陰)·**예풍**(翳風) 등의 경혈이다.(角孫)

7) 방광경 (膀胱經)

머리 부위 혈자리: 낙각, 옥침, 천주, 통천, 곡차, 찬죽, 정명

등 부위 혈자리 (안쪽 라인): 대저, 풍문, 폐유, 궐음유, 심유, 격유, 간유, 담유, 비유, 위유, 삼초유, 신유, 대장유, 상료

등 부위 혈자리 (바깥쪽 라인): 부분, 백호, 고황, 의회, 격관, 의사, 지실, 방광유, 포황

다리 부위 혈자리: 승부, 위중, 위양, 승근, 승산, 비양, 경골, 금문

방광경 膀胱經

7) 방광경(膀胱經)

방광에 이상이 있으면 머리 쪽에 병이 생긴다

이제 14경(經) 중에서도 가장 길고 또한 가장 중요한 경혈이 많이 있는 방광경(膀胱經)을 알아보겠다.

현대 의학에서 말하는 방광은 신장에서 걸러진 소변을 요관(尿管)을 통해서 저장해 두는 장(臟)이다. 그래서 이 곳이 가득 차면 소변은 요도를 통해서 밖으로 배설된다. 하지만 한방 의학에서는 우리가 생각해 온 방광과는 좀 다르다.

즉, 위에서 소장으로 들어가 음식이 충분히 소화되어 흡수된 나머지의 버려야 될 물, 다시 말하면 한의학에서 말하는 수액(水液)이 소장에서 스며 나와 저장되는 것으로 되어 있다.

이 방광경에 이상이 생기면 어떠한 증상이 일어날까?

방광경은 머리에서부터 어깨·등마루·허리·선골부(仙骨部)에서 엉덩이·대퇴·하퇴의 뒤쪽에서 새끼발가락에 이르는 매우 긴 경맥이므로 그 증상도 다종 다양하다.

우선 머리 부위에 생기는 병을 들어 보면 눈이 피로할 때 생기는 두통, 머리가 무거울 때, 특히 머리에 울혈이 일어나 혈액 순환이 나빠져서 피부를 만지면 찌릿찌릿한 느낌이 들 때, 코피가 나거나 코가 막혔을 때이다. 또한 이 경맥이 지나는 길에 있는 근육이나 관절이 아플 때, 즉 목덜미에서 어깨·등·허리·엉덩이·무릎 뒤쪽·종아리·복사뼈의 뒤쪽에서 새끼발가락에 이르기까지 이 근처에서 생기는 여러 가지 증상이다.

이 허리·등·엉덩이 등에 오는 통증은 나이를 먹을수록 심해진다. 나이가 많아지면 등뼈가 노화되어 변형되거나 척추의 뼈 마디마디 사이에 있는 말랑말랑한 연골 조직이 굳어져서 척추에서 나와 등이나 허리 등에 뻗어 있는 신경이 등뼈 밖으로 튀어나오는 바로 그 부위가 압박을 받아 목·등·어깨·팔·다리 등에 통증이 생기고 또 저리거나 마비가 오는 것이다. 이 밖에 고관절(股關節;넓적다리 관절)의 통증, 좌골신경통, 장딴지의 경련, 치질 등도 있다.

또한 방광경에는 육장과 육부의 유혈(俞穴)이 이어져 있으므로 호흡 순환·소화 흡수·비뇨계의 배설 등의 병증과 직접적으로 관계가 깊은 경맥이다. 이처럼 열거된 증상이나 장부(臟腑)의 병, 즉 내과적인 병이 생겼을 때는 머리에서 발가락 끝까지 이어져 있는 큰 줄기인 방광경의 경혈을 잘 골라서 활용해야 한다.

이 경맥에 병이 있는지의 여부를 진맥하는 법은 음모(陰毛)가 시작하는 곳에서 배꼽을 향해 곧바로 올라가는 선 위에 있는 **중극**(中極) 혈과 꼬리뼈 조금 위에 있는 선골(仙骨)의 양쪽에 위치하는 **방광유**(膀胱俞) 혈을 가볍게 눌러서 판단한다. 이 곳에 통증이 있거나 응어리 같은 것이 만져지면 방광(膀胱)이나 방광경에 이상이 있다고 보면 된다.

방광경(膀胱經)에는 모두 63개의 경혈이 있지만 이 가운데서 특히 중요하거나 많이 사용하는 39개의 경혈에 대해만 설명한다.

7) 방광경(膀胱經)

56. 정명(睛明) 눈을 아름답게 만들어 주는 경혈

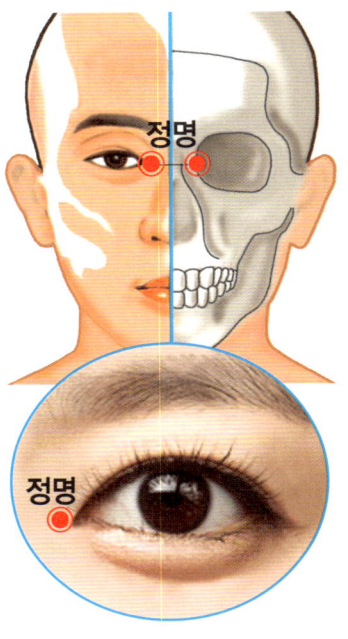

최근에는 하루 종일 스마트폰을 들여다보느라고 눈이 쉴 틈이 없다. 또한 컴퓨터 게임이나 작업을 하느라 눈을 혹사하고, 또한 밤 늦게까지 책을 읽거나 해서 눈이 피로할 때 이를 풀어 주는 좋은 경혈이 있다.

눈이 피로하면 무의식중에 코 위쪽과 눈 사이를 손가락으로 지그시 누른다. 안경을 쓴 사람이라면 바로 안경의 코 받침대가 닿는 곳이다. 이 곳을 누르면 눈의 피로가 없어지므로 무의식중에 이 곳을 누르는 것이다.

이 곳이 **정명**(睛明) 혈로서 '개어서 맑아진다'는 뜻처럼 눈이 피로할 때뿐만 아니라 눈이 부옇게 흐려지거나 붉게 충혈되는 등, 눈에서 일어나는 여러 가지 증상에 모두 효험이 있는 경혈로서 옛날부터 많이 사용되어 왔다.

또는 어린 아이가 경련을 일으키거나 이유 없이 몹시 울어서 그 원인을 찾기에 어려울 때 **정명**(睛明) 혈을 지압하거나 침을 놓음으로써 이를 치료할 수 있다.

57. 찬죽(攢竹) 눈의 통증과 삼차신경통을 치료해 주는 경혈

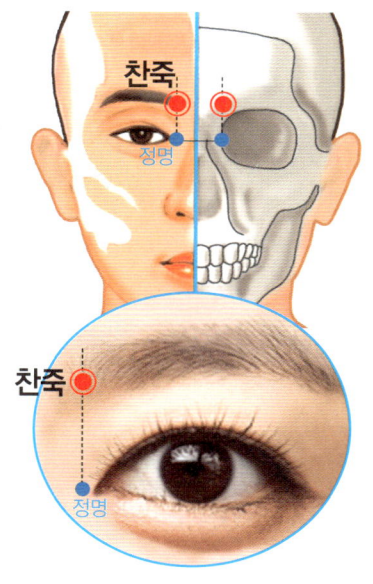

삼차 신경은 얼굴의 지각 신경으로, 얼굴 전체의 근육을 움직여 주는 안면 신경과는 다르게 촉각(觸覺)이나 통각(痛覺) 등을 관할하고 있는데, 삼차신경통이 최근에는 사춘기나 갱년기에 들어선 여성들 중에서 많이 발생하여 이 때문에 고통을 받는 사람들이 점점 많아지고 있다고 한다.

따라서 이 신경에 손상을 받으면 이마나 볼, 또는 눈 속이 아프고 눈물이 자주 나오거나 눈이 빨갛게 충혈되는 등의 증상이 생긴다. 이러한 증상이나 눈의 피로 등에 잘 듣는 경혈이 바로 이 **찬죽**(攢竹) 혈이다.

부위는 눈썹 안쪽에 위치하는 곳으로, 눈구멍(눈확)을 이루는 위 뼈와 코를 형성하는 뼈가 이어지는 교차점 근방을 엄지손가락으로 가볍게 누르면 찌릿찌릿한 감각이 오는 가는 근육이 잡힌다. 이것이 **찬죽**(攢竹) 혈이다. 지압하는 방법은 대체로 3~5초 정도의 간격으로 천천히 지그시 누른다. 이를 3~4회 계속하면 통증이 시원하게 가신다. **찬죽**(攢竹)의 찬(攢) 자는 지팡이 장(杖) 자에서 변형된 것으로 모은다거나 모인다는 뜻을 가지며, 죽(竹) 자는 죽장(竹杖)을 뜻한다. 다시 말하면 눈에 사기(邪氣)가 들어와서 앞을 잘 볼 수 없어서 지팡이를 짚고 걸어야 할 상태가 되었을 때 이를 고치기 위한 경혈이라는 뜻으로 이런 이름이 생긴 것이다.

58. 곡차(曲差) 두통과 코가 막혔을 때 치료해 주는 경혈

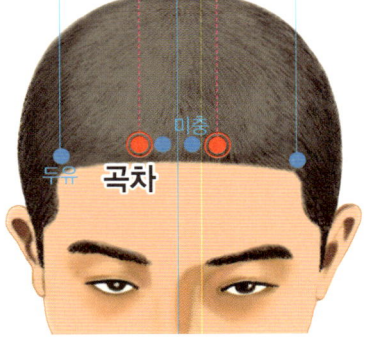

눈의 안쪽 끝에서 곧바로 머리 쪽으로 올라가 이마의 머리카락 경계선 근처에 있는 **곡차**(曲差) 혈에 대해 설명하겠다.

위치는 머리카락 경계선에서 위쪽으로 0.5촌, 정중선에서 양 옆으로 각각 1.5촌 지점이다.

이 경혈은 갑자기 머리가 아프거나 코가 막혔을 때 등의 증상에 잘 이용된다.

곡차(曲差)의 곡(曲)은 구부러진다는 뜻이며 차(差)는 차이가 있다는 것을 가리킨다. 경맥(經脈)이 여기에서 구부러지며 **미충**(眉衝) 혈 옆에서 갈라져 나온다고 하여 **곡차**(曲差)라는 이름이 붙여졌다.

얼굴에서 머리의 경계선을 어떻게 구별할까? 이마의 머리가 많이 빠진 대머리인 사람들은 이 경계를 판별하기가 매우 어렵다.

우선 힘껏 눈썹을 추켜 올리면서 이마에 주름이 생기도록 이마의 피부를 수축시킨다. 이 때 생겨난 주름살이 생긴 곳이 머리와 얼굴의 경계라고 보면 정확하다.

곡차(曲差) 혈은 특히, 전두통(前頭痛), 정수리의 통증, 안면 신경 마비 외에 만성 비염이나 알레르기성 비염, 축농증 등에도 효과가 있다. 또한 고혈압, 시력 장애, 시력 감퇴, 눈의 통증 등 눈의 질환에도 특효가 있다.

59. 통천(通天) 코의 부스럼과 콧물 등을 치료해 주는 경혈

앞에서 설명한 **곡차(曲差)** 혈의 뒤쪽 머리 꼭대기의 좌우 양쪽으로 약 5cm 지점에 **통천(通天)** 혈이 있다. 이 근방은 머리카락으로 덮여 있기 때문에 판별하기가 매우 힘들므로 그림을 잘 보고 참고하기 바란다.

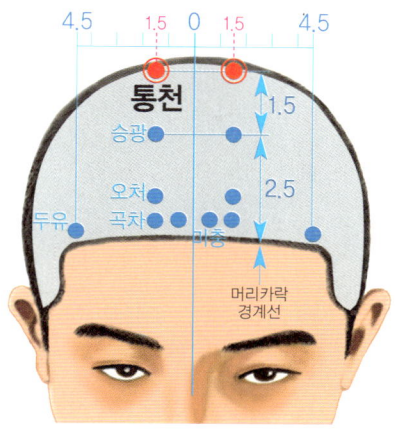

이 경혈은 콧구멍 속에 부스럼이 생겨서 냄새를 잘 맡기 힘들 때, 코가 막히거나 또는 콧물이 많이 나와서 고통스러울 때나 두통이 생길 때 특히 효험을 보는 경혈이다. 코뿐만 아니라 편두통이나 목덜미가 굳어지는 등의 증상에도 옛날부터 이 경혈을 잘 이용했다.

통천(通天)이라는 명칭은 경맥이 이 곳에서 머리 꼭대기를 통해 뇌 속으로 순환한다고 하여 이름 붙여졌다. 즉, 통(通)은 지난다거나 꿰뚫는다는 뜻이고, 천(天)은 머리의 꼭대기라는 뜻이기 때문에 두통에도 효력이 있는 것이다.

통천(通天) 혈은 뇌졸중의 전조(前兆)인 안면 신경의 마비를 풀 때도 이용된다. 이 방광경(膀胱經)이 지나는 경로의 두통을 한방에서는 '태양의 두통'이라고 한다. 오늘날의 편두통이다. 태양의 두통은 방광경의 머리에 있는 경혈을 다스려 치료하며 《원도판(遠道判)》이라는 침술의 원칙에서는 '발목 바깥쪽에 있는 복사뼈에서 잡는다'라고 하여 **곤륜**(崑崙 ; 발목의 바깥쪽 복사뼈의 바로 뒤쪽에 있는 경혈) 혈과 같이 사용한다고 되어 있다.

60. 낙각(絡却) 이명(耳鳴)에 잘 듣는 경혈

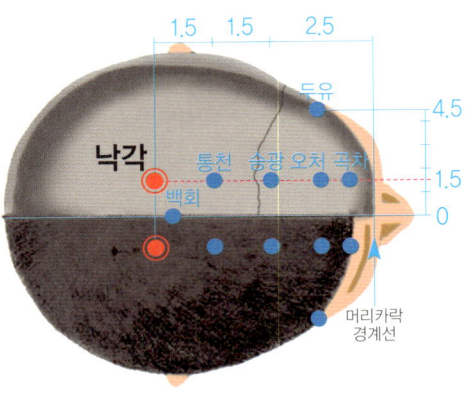

방광경(膀胱經) 가운데 머리에 있는 경혈로서 대단히 중요한 것이 또한 **낙각(絡却)** 혈이다.

귓병이 생기거나 혈압이 높아지면 청각 신경이 병적으로 자극되어 이른바 이명(耳鳴)이 생기는 경우가 있다. 또, 과로했을 때나 정신이 극도로 흥분해 있을 때도 이명이 생긴다. 이럴 때 이 **낙각(絡却)** 혈은 이명에 매우 잘 듣는다. 물론 지압 정도로도 효과는 있지만 쑥으로 뜸을 떠 주는 방법이야말로 최고의 치료법이다.

위치는 **통천(通天)** 혈에서 뒤쪽으로 약 5cm, 즉 이마와 머리의 경계점에서 약 15cm 정도 되는 곳에 있으며 후두부의 중앙선 바로 양쪽에 있다. **낙각(絡却)**의 낙(絡)은 경락이라 쓸 때의 낙자이고 각(却)은 돌아온다는 뜻이 있다. 경락의 경로를 찾아보면 **통천(通天)** 혈에서 머리 속으로 들어가 한 바퀴 돈 다음에 이 **낙각(絡却)** 혈에서 다시 머리의 좌우 양쪽에 있는 방광경으로 돌아오기 때문이다.

즉, 경맥과 경맥을 잇는 낙맥을 통해 머리 속을 한 바퀴 돌아 다시 경맥으로 돌아오는 곳에 있는 경혈이라고 하여 이 이름이 붙었다.

이명 외에 눈의 충혈, 시력 감퇴, 우울증, 현기증 등에도 효험이 있다.

61. 옥침(玉枕) 후두통과 히스테리·흥분을 치료해 주는 경혈

곡차(曲差)·**통천**(通天)·**낙각**(絡却)의 경혈은 후두통, 머리가 무거울 때, 현기증이 날 때, 눈이 빠질 듯이 아플 때, 이명이 생길 때 등에 잘 치료가 되지만 **옥침**(玉枕) 혈은 그 외에도 부인의 히스테리와 흥분 등의 증세까지 합친, 즉 머리·눈·귀·코의 여러 가지 병증을 치료하는 데 사용된다.

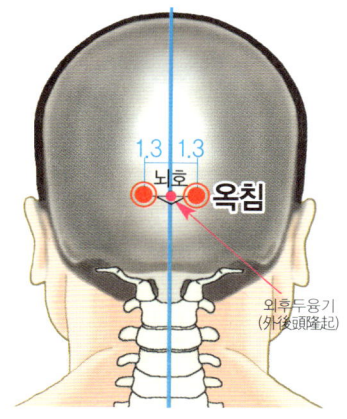

옥침(玉枕) 혈은 **낙각**(絡却) 혈의 아래쪽에 있는 경혈로, 후두골의 머리 꼭대기의 중앙선에서 뒤통수의 가운데에 튀어나와 있는 **뇌호**(腦戶) 혈의 좌우 양쪽에 위치한다. 더 정확하게 말하자면 뒤통수 외후두융기 위쪽의 바로 아래 오목한 곳의 양옆으로 각각 1.3촌 떨어진 곳에 있다.

대체로 이 경혈의 위치에 대해서는 여러 가지 설이 있어 정확하지 않지만 《경혈위해(經穴委解)》라는 고전에서는 '머리의 가운데 부분과 그 양옆에 있는 치수가 사람마다 다르기 때문에 경혈의 위치를 재는 것이 매우 어렵다'고 기록하고 있다.

어쨌든 **옥침**(玉枕) 혈은 똑바로 누웠을 때 베개에 닿는 뒤통수의 양쪽에 있다고 보면 된다. **옥침**(玉枕) 혈은 뒷골이 아플 때 놀랄 만한 효력을 보는 보물로, 옥(玉)과 같은 경혈이라는 뜻이다.

62. 천주(天柱) 두통의 명혈(名穴)이라 불리는 경혈

목덜미의 가운데 양쪽에 두 개의 굵고 단단한 승모근이라는 근육이 있다. 이 근육이 머리와 이어지는 부근의 좌우 바로 바깥쪽, 즉 머리카락 경계선 부위를 엄지손가락으로 지그시 누르면 눈이 갑자기 밝아지면서 기분이 좋아지는 곳이 있다.

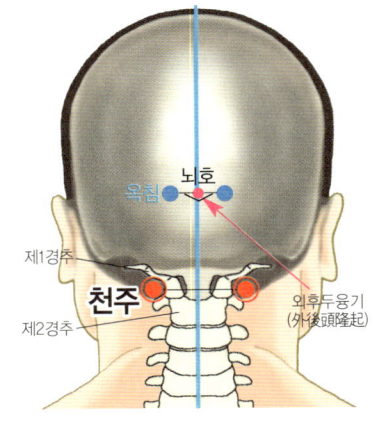

이 곳이 바로 **천주**(天柱) 혈인데 두통이나 눈이 피로할 때에 매우 효과가 좋다. 그리고 목덜미나 어깨가 굳어질 때에도 잘 듣는다. 한방의 고전인 《영추(靈樞)》에도 '열병이 목이나 머리에서 시작될 때는 목덜미의 태양을 찌르고 땀을 내면 멎는다' 라고 기록되어 있다. 이는 열이 나서 머리나 목이 아플 때에는 후두부의 태양, 즉 태양방광경의 **천주**(天柱) 혈에 침을 놓은 후 땀을 내면 반드시 낫는다고 하는 뜻이다.

천주(天柱)의 천(天)은 목에서 상부, 즉 머리라는 뜻이고 주(柱)는 대흑주(大黑柱)로서 더욱 중요한 곳이라는 뜻이다.

그 밖에 후두의 신경통, 오십대의 견비통(肩臂痛), 잠을 잘못 자서 오는 마비(麻痺), 고혈압이나 눈이 흐려질 때, 차멀미 등에 뛰어난 효과를 나타낸다. 특히, 이 머리에 있는 **천주**(天柱) 혈이 발에 난 종기와 깊은 연관이 있음은 흥미로운 일이다.

63. 대저(大杼) 등허리나 몸의 뼈마디 통증을 치료해 주는 경혈

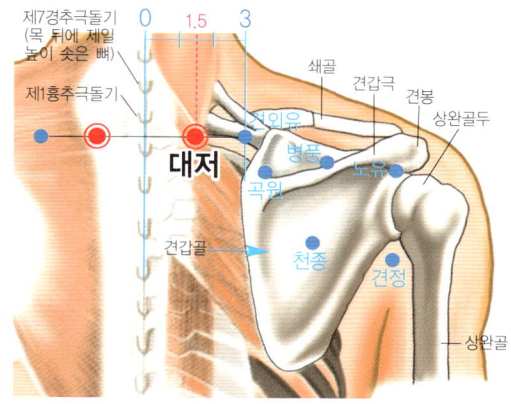

　대저(大杼) 혈의 위치는 《소문(素問)》에 따르면 '목덜미의 뒤쪽, 제1흉추의 아래, 정중선에서 양쪽으로 각각 1.5촌의 위치에 있다'고 기록되어 있다. 똑바로 앉아서 제1흉추의 극돌기에서 제2흉추극돌기 사이, 등뼈의 좌우 1.5촌 지점을 눌러 보면 통증이 느끼는 곳이 바로 대저(大杼) 혈이다.

　옛날부터 열병을 앓는데도 땀이 나지 않거나 어깨나 등허리의 근육이 경련을 일으켰을 때, 그리고 어린이의 경기 등의 증세에 활용된다.

　《난경(難經)》이라는 고전에서는, 골수(骨髓)에 차 있는 사기(邪氣)를 길어내어 버리고 '골의 기(氣)는 모두 이 곳으로 모인다'고 기록된 대저(大杼)는 골수(骨髓)를 만드는 중요한 경혈로 취급되고 있다. 특히 어깨·등·허리의 통증과 오장(五臟)의 혼란에서 일어나는 두통이나 류머티즘과 같이 마디마디가 아플 때 흔히 사용된다.

64. 풍문(風門) 감기에 걸렸을 때 잘 듣는 경혈

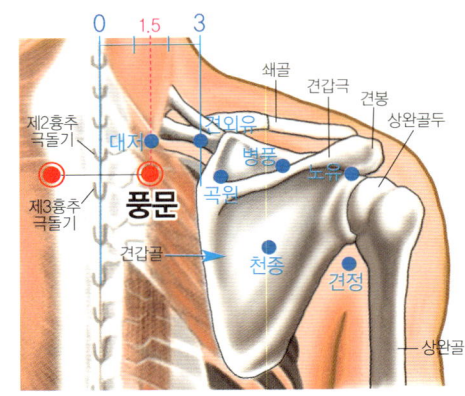

한방에서는 오장 육부에 병이 들었을 때를 풍(風), 외부에서 침입하여 들어오는 풍(風)을 풍사(風邪;감기)라고 부른다. 풍(風)의 방향에는 동·서·남·북의 4방향과 남동·남서·북서·북동의 모두 8개의 종류가 있고, 이것이 사기(邪氣)가 되어 몸 속으로 들어와 몸의 기능을 약화시킨다고 한다. 이를 허풍(虛風)이라 하고, 몸의 기능을 손상시키고 열을 내게 하거나 붓는 등의 아픈 증상을 나타내는 것들은 실풍(實風)이라고 한다.

그런데 이 풍사, 즉 감기는 제2흉추극돌기와 제3흉추극돌기 사이에 있는 **풍문**(風門)이라는 경혈로 침입해 들어온다고 한다. 따라서 감기 초기에 **풍문**(風門) 혈에서 치료를 하지 않으면 이는 다시 뒷머리카락이 나기 시작하는 근방에 있는 **천주**(天柱) 혈의 좌우에 있는 **풍지**(風池) 혈에 모여들어 뒷머리에서 목덜미와 등뼈 등에 걸쳐 통증이 온다는 것이다.

이 상태가 더욱 진전되면 이번에는 뒤통수의 바로 아래에 있는 **풍부**(風府) 혈에 모여들어 뇌 속으로 뚫고 들어가서 뇌의 골수(骨髓)을 아프게 만든다. 골수는 다리의 마디마디에 들어 있으므로 통증이 전신의 마디마디에 퍼져서 열이 난다고 풀이하고 있다. 따라서 감기에 걸려서 머리가 아프고 목덜미가 뻣뻣해질 때는 우선 **풍문**(風門) 혈부터 **풍지**(風池)·**풍부**(風府) 등의 경혈을 차례로 다스리는 것이 치료의 원칙이다.

65. 폐유(肺兪) 폐의 기능을 살리고 허약함을 보완해 주는 경혈

이제부터는 오장 육부의 유혈(兪穴)에 대해서 설명한다. 유혈은 **폐유(肺兪)** 혈을 비롯하여 나중에 설명할 **궐음유(厥陰兪)·심유(心兪)** 등 17개의 경혈을 가리킨다. 이들은 태양의 부위라고 부르는 후두부에서 목덜미·어깨·등뼈·허리·엉덩이에 이르는 척추뼈의 양쪽에 있다.

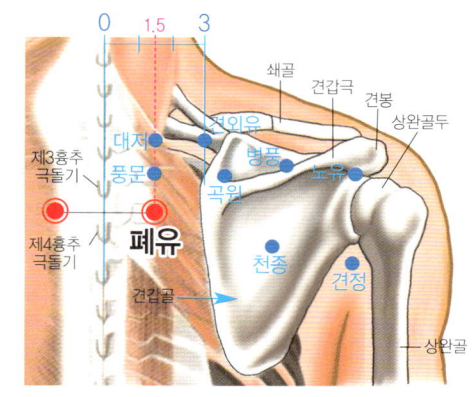

유혈의 유(兪)는 사기(邪氣)가 침입하는 곳이라는 뜻으로, 자연계에 있는 모든 사기는 이들의 경혈을 통해 체내에 침입하여 장부(臟腑)를 건드려서 병을 일으킨다. 그리하여 이들의 사기는 가슴에서 배에 걸쳐 규칙적으로 늘어서 있는 모혈(募穴)에 모여든다고 한다.

이처럼 유혈과 모혈은 밀접한 관계가 있기 때문에 유혈과 모혈을 동시에 활용해서 장부의 이상을 찾아낼 수 있다. 예를 들면 제3흉추극돌기와 제4흉추극독기 사이에 있는 **폐유**(肺兪) 혈은 앞에 설명한 **중부(中府)**라는 모혈의 유혈(兪穴)이다.

이 곳을 가볍게 만져 보고 손끝으로 짚어 보거나 눌러 보아서 찌릿하는 가벼운 통증이 오거나 멍울이 서 있으면 이는 폐의 기능에 이상이 있음을 알 수 있음을 나타내는 것이다. 이럴 때는 틀림없이 가슴이 답답하거나 기침이 나오거나 숨이 차거나 미열이 있다. 또한 머리에서 어깨 등에 걸쳐 뻣뻣해지는 듯한 증상이 반드시 생긴다. 이러한 증상이나 두드러기·감기·천식·흥분·불안 또는 발의 부종 등의 치료에 활용되는 경혈이 이 **폐유**(肺兪)이다.

66. 궐음유(厥陰兪) 심장의 동계(動悸)나 기력의 쇠약을 치료해 주는 경혈

유혈(兪穴)의 하나인 **궐음유**(厥陰兪) 혈은 피의 순환이 좋지 않고 냉증이 있는 사람이 기억해 두면 매우 좋은 경혈이다. 이런 사람은 끈기가 없어서 의욕적으로 일을 하지 못한다. 가슴이 답답하고 동계(動悸)의 증상이 느껴지면 즉시 이 **궐음유**(厥陰兪) 혈을 조용히 손가락으로 누르고 원을 그리듯이 천천히 문지르면 좋다.

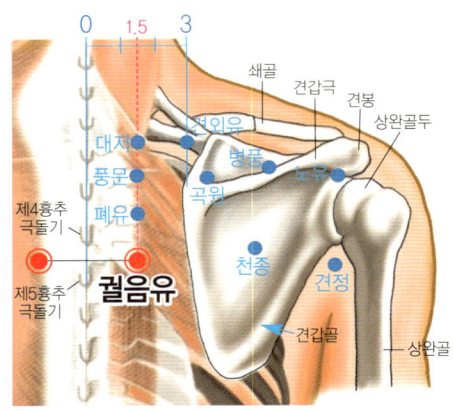

유혈이 왜 중요한가 하면, 두 발로 서서 다니는 인간에게 있어서 척추는 대단히 중요한 구실을 한다. 이 척추를 곧추세우고 몸통을 직립시키는 것이 척추의 양쪽에 있는 척주(脊柱) 세움근이라는 근육이다. 이것은 이른바 높고 거대한 건물을 떠받치고 있는 기둥과 같은 구실을 하는 것으로 인간에게만 특히 발달된 근육이다. 가슴이나 뱃속 내장의 움직임이 비정상적으로 둔해지거나 또는 빨라지면 이곳에 곧바로 통증이 나타나기 쉽다.

유혈이란 이 근육 속에서 일어나는 여러 가지 증상군(症狀群)을 잘 포착하는 곳이다. **궐음유**(厥陰兪) 혈도 이와 같은 유혈의 하나인데, 이 경혈은 음증(陰證)이라고 해서 생체(生體)의 기능 쇠퇴에 의해 병상이 안으로 뭉쳐들었을 때 사용된다. 제4흉추극돌기의 아래, 좌우 양쪽으로 1.5촌 지점에 있다.

67. 심유(心兪) 심장의 허약을 바로잡아 주는 경혈

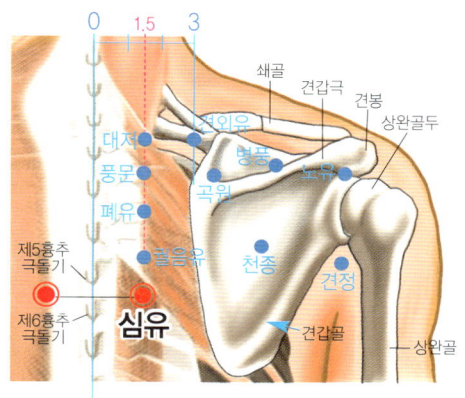

동계(動悸) 증상이 생기고, 머리가 무겁고 아프거나 상반신을 충혈되어 있는데, 하반신은 냉(冷)하거나 가끔 등에서 가슴에 걸쳐 찌르는 듯한 고통을 느끼는 등의 증상은 심장에 이상이 있음을 나타내는 것이다. 이럴 때 흔히 사용되는 경혈이 제5흉추극돌기 아래, 척추 양쪽 1.5촌 지점에 있는 **심유**(心兪)혈이다.

심유(心兪)란 심장에 사기(邪氣)를 쏟아 넣는 곳으로 이 경혈의 모혈(募穴)을 **거궐**(巨闕)이라 부르며 명치의 바로 아래에 있다. 앞에서 이야기한 증상이 올 때는 소위 협심증(狹心症)과 같은 심장 발작으로, 이 **심유**(心兪) 혈의 부위가 아플 때는 반드시 왼손의 손바닥에서 새끼손가락이 있는 쪽의 경로(經路)에 통증이 오게 된다. 이럴 때는 직접 이 증상과 연관된 경혈인 **심유**(心兪) 혈과 두 유방 사이에 있는 **단중**(膻中) 혈, 모혈에 있는 **거궐**(巨闕) 혈, 그리고 손바닥의 새끼손가락 쪽에 있는 **소택**(少澤)·**소충**(少衝) 등의 혈을 본인이 스스로 천천히 그러나 좀 강하게 지압을 하면 제법 상태가 좋아진다.

고혈압이나 두통·가슴·옆구리의 통증도 이 경혈로 다스릴 수가 있다. 이 경맥은 심경(心經)으로 심장으로 통한다. 심장에서는 신(神)이 머문다는 것이 한방의 장부론(臟腑論)이다. 한방에서는 심(心)의 장(臟)은 정즙(精汁)을 만들어내며 신(神)이 머문다고 전해져 정신적인 자극이 심장 발작과 관계가 깊다고 보고 있다.

7) 방광경(膀胱經)

68. 격유(隔兪) 소화불량, 가슴·옆구리의 통증을 치료해 주는 경혈

음식물을 먹으면 위가 무지근해져 기분이 좋지 않다는 사람을 흔히 본다. 이는 위장의 기능이 쇠퇴해진 증거이다. 이럴 때에는 **격유**(隔兪) 혈이 이런 증상을 잘 다스린다.

위치는 제7흉추극돌기 아래 척추골에서 좌우 양쪽 1.5촌 되는 곳에 있다.

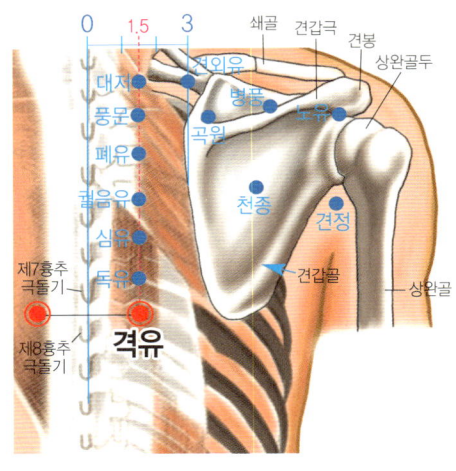

한방 의학에서는 앞에서 설명했듯이 인간의 몸을 상초(上焦)·중초(中焦)·하초(下焦)로 3등분하여 상초는 목에서 명치까지를 말하는데 흐름과 순환을 관장하고, 중초는 명치에서 배꼽까지를 말하는데 음식물을 소화 흡수하고, 그리고 배꼽에서 음모(陰毛)가 난 곳까지를 하초라고 부르고 있으며 비뇨(泌尿)와 배설(排泄)을 관장하여 폐기물을 밖으로 내보내는 작용을 하고 있다.

격유(隔兪) 혈은 상초와 중초의 접경에 있으므로 이 경혈은 상·중초 양쪽의 병, 즉 호흡·순환·소화·흡수 계통에 이상이 있을 때 효과를 볼 수 있으므로 매우 이용 가치가 크다고 할 수 있다.

좀더 구체적으로 말하면, 이 경혈은 중초의 증상인 위가 뿌듯한 것 외에 트림이 나오거나 배가 붓는 등의 경우와 상초 증상인 기침이 나와 숨이 가쁘고 가슴과 옆구리가 아프며 상반신이 충혈·상기되어 기분이 나쁠 때에 잘 듣는다.

69. 간유(肝兪) 간장의 약화를 보완해 주는 경혈

간유(肝兪)는 간장의 기능을 점검하는 중요한 경혈이다. 간장은 몸 전체의 상태를 좌우하는 기관이므로 간유(肝兪) 혈은 위의 질병으로부터 두드러기 등, 온몸의 모든 병의 치료에 사용된다.

위치는 제9흉추극돌기 아래에서 등뼈를 중심으로 좌우 양쪽으로 1.5촌 떨어진 곳에 있다. 이 경혈에 대응하는 가슴에 있는 모혈

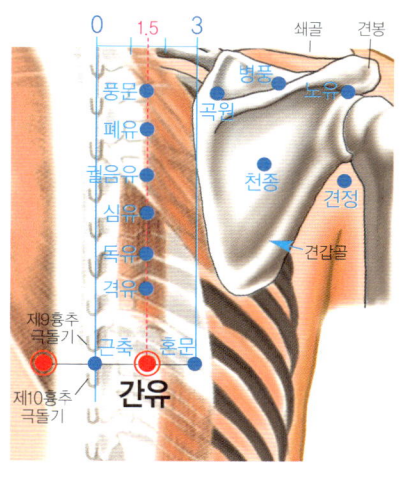

(募穴)은 기문(期門) 혈이다. 제9늑골의 첫머리에 있는 것으로 젖꼭지에서 곧바로 선을 아래로 내릴 때 늑골과 부드러운 배의 경계 지점, 즉 갈비뼈 부위에 있다. 간장의 상태를 알기 위해서는 간유(肝兪)·기문(期門)의 두 경혈을 이용하는데 이 두 경혈이 현대 의학에서 말하는 간장의 위치와 일치되어 있는 점은 흥미롭다.

앞에서 설명한 병증 외에도 여드름·천식·차멀미·가슴과 옆구리의 통증·불면증·다리의 부종 등의 치료에 빼 놓을 수 없는 경혈이다.

한편, 한방 의학에서는 간(肝)에는 혼(魂)이 머문다고 해서 몸의 근육의 중요한 중추 기관으로 취급함과 동시에 정신과 정서의 본바탕으로도 보고 있다. 따라서 척추골 사이에 있는 근축(筋縮) 혈과 그 좌우에 있는 간유(肝兪) 혈, 그리고 이 간유(肝兪) 혈의 바깥쪽에 있는 혼문(魂門) 혈 등 좌우 5개의 경혈은 간의 기능을 지배함은 물론 인간의 감정까지 관장하고 있다.

70. 담유(膽兪) 만성 담낭염과 위장병에 잘 듣는 경혈

제10흉추극돌기의 아래, 척추의 좌우 양쪽으로 1.5촌 지점에 있는 경혈을 **담유**(膽兪)라 부른다.

입이 쓰고 건조하며 명치에서 옆구리에 걸쳐 막힌 듯 괴롭고, 눌러 보면 딱딱한 응어리가 잡히거나 음식을 삼키면 거북스러울 때 등의 증상에 잘 듣는 경혈이다.

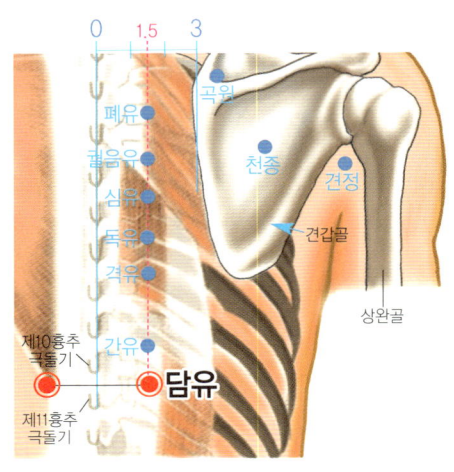

동양 의학에서는 '간과 담은 상조(相照;서로 대조함)한다.'고 하여 간(肝)의 장(臟)과 부(腑)인 담(膽)은 언제나 표리(表裏)의 관계에서 상보상조(相補相助)하는 기능을 갖고 있는 것으로 설명하고 있다. 따라서 **간유**(肝兪) 혈에서 효험이 나타나는 병증은 **담유**(膽兪) 혈을 다스림으로써도 효과가 나타난다.

간장과 담낭의 병, 특히 만성적인 담낭염에는 이 경혈에 대한 침구(鍼灸) 치료를 하면 큰 효과를 볼 수 있다. 그리고 위장이 약화되어 있을 때도 이 **담유**(膽兪) 혈을 이용한다. 앞에서 설명했듯이 간장은 정신과 정서의 자리[座;좌]이므로, 몸과 마음을 혹사하여 극도로 피로하게 만드는 것을 '간담을 파괴한다'거나 공포가 엄습할 때 '간담이 서늘하다'는 등의 표현은 여기에서 나왔다. 즉, 장(臟)인 간과 부(腑)인 담은 밀접한 관계가 있음을 의미하고 있다.

71. 비유(脾兪) 약해진 췌장(膵臟)을 강화시켜 주는 경혈

제11흉추극돌기 아래에서 척추를 중심으로 양쪽에 각각 1.5촌 떨어져 있는 경혈이 **비유**(脾兪)이다.

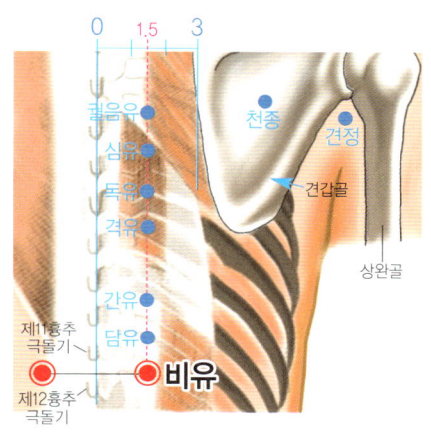

사실 비(脾)라 하지만 현대 의학에서는 이른바 비장(脾臟)이 아니라 췌장(膵臟)을 말하는 것이며 위의 뒤쪽에 비스듬히 누워 있는 회황색의 장기를 말한다. 이 췌장에서는 인슐린이라는 호르몬이 분비되는데 이 분비가 순조롭지 못하면 당뇨병이 되기 쉽다. 소위 '문화병'이라고 불리는 이 병은 최근에는 중년층 이상에서만이 아니고 의외로 젊은 층에도 많이 나타나고 있다.

비유(脾兪) 혈은 오장의 유혈(兪穴)의 하나로 비장에 사기(邪氣)가 모여드는 곳이다. 따라서 당뇨병에서 오는 황달과 몸의 나른함을 치료할 뿐만 아니라 체력이 약해지고 목이 자주 건조해지는 등의 증상에 잘 듣는다.

그리고 만성 위장병·식욕감퇴·우울증 등의 치료에도 빼놓을 수 없는 경혈이다. 또한 비(脾)에는 '의(意)가 머문다'고 하여 **비유**(脾兪) 혈은 정신을 관장하고 있어 기분이 좋지 않을 때에도 이 경혈을 이용한다.

참고로, 제11늑골의 맨 끝에 있는 **장문(長文)** 혈이 비(脾)의 모혈(募穴)이다.

72. 위 유(胃兪) 위의 활동을 다스리는 경혈

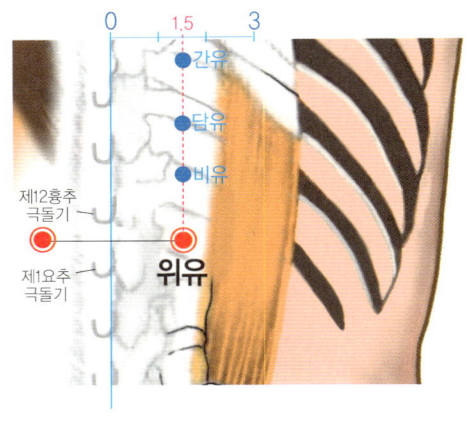

뚜렷한 이유 없이 위의 상태가 이상하거나 토할 것같이 속이 울렁거릴 때는 등의 제12 흉추극돌기 아래 척추의 양쪽으로 각각 1.5촌 떨어진 지점에 있는 **위유**(胃兪)나 명치와 배꼽 중간에 있는 **중완**(中脘)혈을 눌러 본다.

위유(胃兪) 혈은 위의 사기(邪氣)를 흘려보내는 곳이므로 위가 나쁠 때의 여러 가지 증상, 예를 들면 생목이 올라와서 가슴이 쓰리거나 위가 거북하고 아프거나 또는 트림이 나오고 토할 것 같은 느낌이 들면서 배가 더부룩할 때, 그리고 아기가 자주 젖을 토해서 곤란할 때 등의 증상에 자주 활용한다.

그리고 가운데 척추뼈가 무지근하게 아프고 어깨와 등허리에 이르는 뻣뻣해지는 마비 증상 등은 위가 약해졌을 때 나타나는 증상으로, 옛날부터 **위유**(胃兪) 혈을 **담유**(膽兪)·**비유**(脾兪)와 같이 위의 6개의 뜸 자리라고 해서 뜸 치료를 주로 하는 곳이다. 그리고 치질을 치료할 때에도 이 경혈이 같이 사용되었다.

위경(胃經)의 모혈(募穴)인 **중완**(中脘) 혈은 배의 대동맥(大動脈)에서 갈라져 위·췌장·간장으로 가는 혈관의 분기점에 있으며 또한 이 혈관에 엉켜져서 이들 내장의 기능을 조절하는 매우 중요한 자율 신경이 나오는 부위에 있다. **위유**(胃兪)·**중완**(中脘)의 두 경혈로 위장의 증상은 대부분 치료할 수 있다.

73. 삼초유(三焦兪) 몸의 용태를 조절해 주는 경혈

앞에서 설명한 것처럼 인간의 열에너지의 원천이 되는 것이 삼초(三焦)이다. 이 삼초에 사기(邪氣)가 모여드는 곳이 **삼초유**(三焦兪) 혈이다.

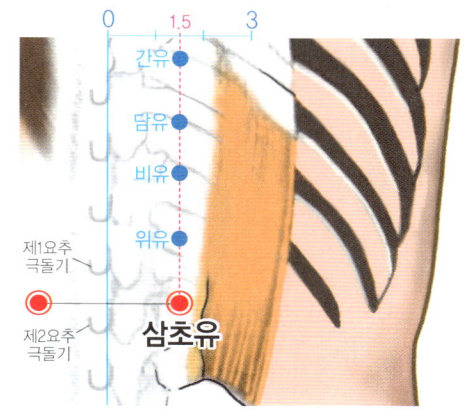

이것은 제1요추극돌기 아래, 등뼈의 양쪽으로 각각 1.5촌 떨어진 지점에 있다. 그리고 과로해서 열이 날 때, 소화가 잘 안 되어서 배가 부글부글 끓을 때, 허리가 아플 때, 원인도 모르는 작은 여드름 같은 부스럼이 날 때, 정력 감퇴, 치질 등의 증상에 이 경혈을 이용한다.

이 **삼초유**(三焦兪)의 모혈은 배꼽의 2촌 아래에 있는 **석문**(石門) 혈이다. **삼초유**(三焦兪)·**석문**(石門) 혈, 그리고 양쪽 유방의 한가운데에 있는 **단중**(膻中) 혈, 또 명치와 배꼽의 한가운데에 있는 **중완**(中脘) 혈 등 이 4경혈은 인체의 기능을 충분히 조정할 수 있는 매우 중요한 경혈이다. 예를 들어, 오늘은 기분이 좋지 않아서 일이 손에 잡히지 않을 때 앞에서 설명한 4개의 경혈을 가볍게 지압이나 마사지를 하면 이상하리만큼 효과가 나타난다.

단순한 피로 정도라면 목욕탕에 들어가 10분 정도 수면을 취하면 피로가 회복되지만 배·허리가 아파오거나 뻣뻣해지는 느낌이 올 때는 이 경혈의 경맥을 중심으로 시술하기만 해도 곧바로 효과를 볼 수 있다.

74. 신유(腎兪) 체질과 체력을 점검하고 스태미나를 넣어 주는 경혈

신(腎)이라는 것은 한의학에서는 원천적인 원기, 즉 태어나면서부터 인간에게 부여된 생명력(生命力)이 머무는 곳으로 되어 있다. 이 신(腎)에 사기(邪氣)가 미치는 경혈이 바로 **신유**(腎兪)이다.

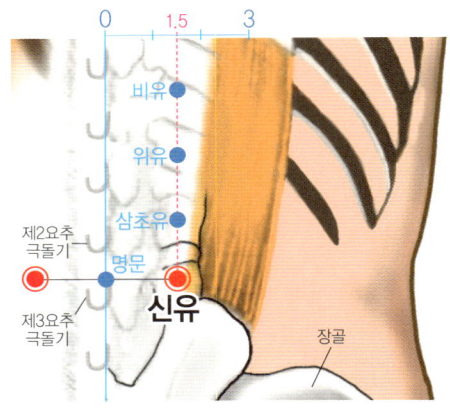

부신(副腎)이라 부르는 것으로, 여기서 몸의 상태를 진단하는 것이다. 이 경혈을 중심으로 허리뼈의 좌우 양쪽의 근육에 큰 응어리나 압통(壓痛) 등이 없으면 건강한 증거이며, 근육이 뻣뻣하게 굳어 있거나 손가락으로 가볍게 누르는 정도로 통증을 느끼고, 또 돌처럼 굳은 응어리 등이 잡힐 때에는 틀림없이 과로한 증거이다.

이럴 때에는 혈압이 높아지고 정력이 감퇴되며 발이 붓는 등의 증세와 불면(不眠), 부스럼이 나거나 생리불순, 허리의 통증, 발이 냉해지는 등의 증상이 나타난다. 이 경혈은 옆구리의 가장 아래에 있는 늑골의 맨 앞과 같은 높이의 제2요추극돌기 아래 척추의 좌우 양쪽 1.5촌 지점에 있으며 **간유**(肝兪) 혈 등과 같이 신체의 여러 증상, 예를 들면 천식·요통·가래, 발과 무릎의 피로를 치료하고 풀어 주는 데 이용된다.

이 좌우의 **신유**(腎兪) 혈 한복판에 **명문**(命門), 즉 제2요추극돌기 바로 아래에 있는 경혈과 배꼽 아래 3촌 지점에 **관원**(關元)이라는 경혈이 있는데, 몸이 마르고 늘 빈혈 상태이고 위장의 상태가 나쁘며 감기에 걸리기 쉬운 사람은, **신유**(腎兪)·**명문**(命門)·**관원**(關元) 혈을 같이 시술하면 효력을 볼 수 있다.

75. 대장유(大腸兪) 대장의 작용을 조정해 주는 경혈

배의 상태가 나쁠 때 과음을 하거나 과식을 하여 위와 장을 혹사시키면 위장의 상태가 나빠질 수밖에 없다. 그러나 배의 상태가 나빠도 대장과 소장과 위 가운데 어떤 장기가 이상이 있는지에 따라서 나타나는 증상도 다르다.

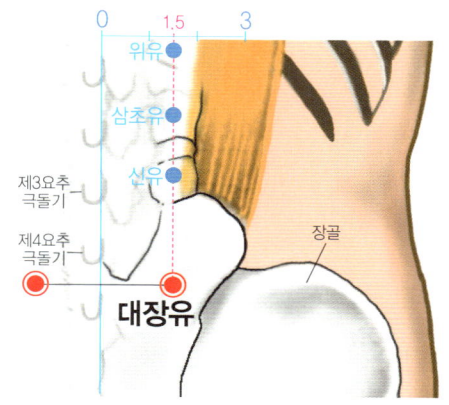

이 **대장유**(大腸兪)가 관장하고 있는 대장의 경우는, 배만 부글부글거리거나 아랫배가 아프며 설사 또는 변비 등이 와서 고통을 받는다. 그리고 등이 굳어지고 요통도 온다.

그런데 소장에 이상이 있을 때에는 배꼽을 중심으로 통증이 일어나며 심한 설사가 나서 배가 뒤끓어 화장실에 가기가 바쁘다. 명치 부근이 아플 때는 위장의 움직임이 둔화된 증거이며, 배가 붓고 구토가 나오며 트림이 계속되거나 식후 한 시간쯤 지나서 둔한 통증이나 쓰린 통증이 올 때는 위궤양의 초기 증상으로 의심해도 된다.

대장유(大腸兪) 혈은 그 이름이 뜻하는 대로 대장에 이상이 생겼을 때 사용한다.

그 위치는 제4요추극돌기의 아래 좌우 양쪽 1.5촌 지점에 있다. 배가 똑같이 아플 때라도 증상에 따라서 **대장유**(大腸兪) 혈이나 **소장유**(小腸兪) 혈, 또는 **위유**(胃兪) 혈을 구별하여 이용해야 한다. 대장을 고르게 하는 것 외에 두드러기나 발과 무릎의 피로, 요통의 치료에도 이용한다.

76. 소장유(小腸兪) 소장의 기능을 원활하게 해 주는 경혈

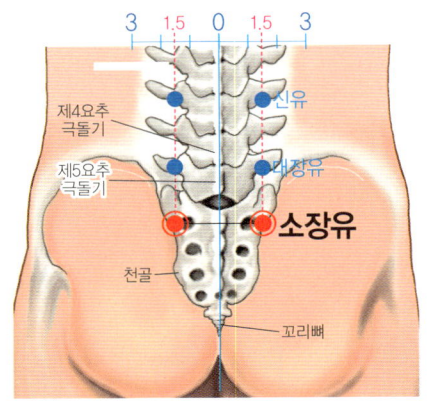

소장유(小腸兪)는 소장의 사기(邪氣)를 쏟아 넣는 곳이다. 아랫배가 땅기고 아플 때, 발이 붓거나 또는 대변에 고름이 섞여 나오는 증상에 효능이 크다. 그리고 여성에게는 월경 과다에 많이 이용된다. 그리고 아랫배의 증상에서 오는 요통에는 소장유(小腸兪) 혈 부위를 온습포를 잘 한 후 문질러 주면 아주 편해진다.

위치는 제1천골 구멍 옆이다. 정중선, 즉 제1천추극돌기 아래의 양쪽 1.5촌 지점에 있다. 더 자세히 설명하자면, 사람의 몸에는 목덜미에 경추(頸椎)라는 뼈마디가 있으며 그 아래의 가슴 부위에는 흉골이 있다. 흉골 좌우에는 쇄골과 늑골이 붙어 있어 가슴의 골격을 형성하고 있다.

등허리는 등 가운데에서, 즉 흉추에 이어서 배꼽 부위까지 추골(椎骨)이 계속되는데 이를 요추(腰椎)라 부르며 그 아래로 천골(薦骨;엉치등뼈)과 꼬리뼈가 이어져 있다. 천골은 아래 허리에 있는 이등변삼각형의 뼈로 꼬리뼈와 더불어 골반의 후벽을 만들고 있다. 천골은 본래 5개의 선추가 이어져 붙은 것으로, 지금도 그 이름이 뜻하듯이 극(棘)과 같은 돌기가 5개나 있다. 이를 위에서부터 제1, 제2 … 천추(薦椎)로 부르고 있는데 소장유(小腸兪)는 바로 이 제1천추의 옆에 있다.

77. 방광유(膀胱兪) 야뇨증을 치료해 주는 경혈

어린 아이가 밤에 이부자리에 오줌을 싸면 한의학의 지식이 있는 부모는 아이의 허리 주위를 뜸을 뜨기도 하는데, 이는 어린 아이의 야뇨증을 고쳐 주기 위해 **방광유**(膀胱兪) 혈에 뜸을 떠 준 것이다.

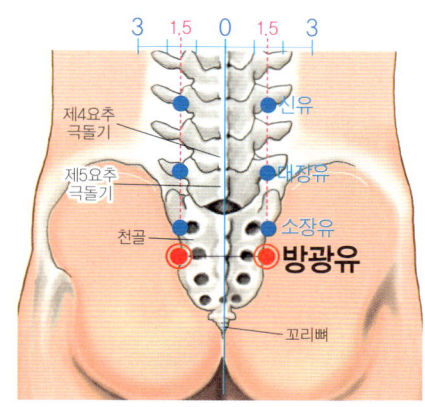

방광유(膀胱兪) 혈은 방광에 사기(邪氣)가 스며드는 곳이므로 야뇨증에 지극히 잘 듣는 경혈로서 옛날부터 매우 잘 이용되는 경혈이다. 또는 여성의 경우에 냉증 때문에 자주 방광염이 발생하기도 하는데 이 때 이 **방광유**(膀胱兪) 혈을 이용하여 쉽게 병을 치료할 수 있다.

위치는 제2천골 구멍 옆으로, 제2천추극돌기 아래 좌우 양쪽 1.5촌 지점에 있다. 이 경혈을 중심으로 온구·온습포·뜸 등으로 따뜻하게 해 주는 것만으로도 냉증은 치유된다.

대체로 아랫배에서 허리·천골부에 이르는 경혈은 따뜻하게 해 주는 치료 방법이 매우 좋다. 그 이유는 아랫배는 몸의 구조나 기능상으로 보아 혈액의 순환이 충분하지 못한 곳이고, 또 울혈이 되기 쉽기 때문에 따뜻하게 해 줌으로써 혈액 순환을 원활하게 하므로 냉증이라든가 통증·마비 등을 없앨 수 있는 것이다.

78. 상료(上髎) 여성의 생리에 잘 듣는 경혈

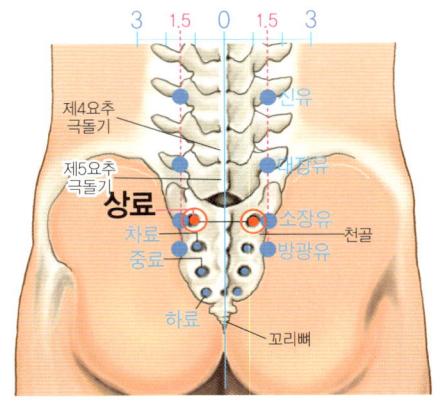

하루종일 서서 고객을 상대해야 하는 여성 가운데 생리통으로 고통받고 있는 사람들이 많다.

이는 발에 체중의 비중이 지나치게 실리는 바람에 하반신의 혈액의 흐름에 무리가 생겨 하복부에 울혈을 일으키기 쉽기 때문인 것이다. 이럴 때 이 **상료**(上髎) 혈을 중심으로 그 주위를 따뜻하게 해 주는 것만으로도 매우 치료 효과를 본다.

상료(上髎) 혈의 위치는, 천추(薦椎)가 달라붙어 형성된 극돌기 양쪽에 있는 천골 구멍을 가리킨다. 이 곳에서 아래 꼬리뼈 방향으로 내려가면 제1천골 구멍, 제2천골 구멍, 제3천골 구멍, 제4천골 구멍이 있는데 이 각 구멍에 해당하는 부위가 **상료**(上髎) · **차료**(次髎) · **중료**(中髎) · **하료**(下髎)라는 이름으로 불리는 경혈인 것이다. **상료** · **차료** · **중료** · **하료**가 각기 좌우에 하나씩 있어 합계 8개의 경혈을 이루고 있으므로 흔히 팔료(八髎)의 혈이라고 부르기도 한다.

이 팔료의 혈은 주로 골반 내장의 병, 즉 '혈(血)의 도(道)'라고 불리는 여성의 병에서 오는 증상에 잘 듣는 경혈이다.

79. 승부(承扶) 좌골신경통을 가라앉게 해 주는 경혈

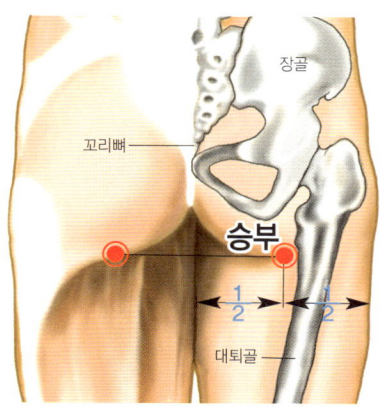

 차렷 자세로 똑바르게 서 있으면 엉덩이 아래로 가로 주름이 생긴다. 이 주름살의 중앙에 있는 경혈을 **승부**(承扶)라 한다.
 이 경혈은 엉덩이에서 다리에 이르는 부위에 땅기는 듯한 통증, 즉 좌골신경통의 치료에 매우 효력이 있다. 아픈 다리의 엉덩이 아래 부위의 가로로 난 주름의 약간 안쪽을 엄지손가락으로 가볍게 누르면 약간 굳은 응어리가 잡힌다. 발에 신경통이 생기면 이것에 대처하기 위해 엉덩이 근육이 매우 피로해져서 응어리가 생기는 것이다. 이 응어리를 천천히 가볍게 누르면 발의 근육이 부드러워져서 시원해진다.
 승부(承扶) 혈은 좌골 신경이 골반 안에서 처음으로 밖으로 솟아 나오는 중요한 경혈이다. 그러므로 이 경혈 하나로도 좌골신경통을 깨끗이 고칠 수가 있다. 좌골신경통뿐만 아니라 엉덩이에서 무릎에 걸쳐 찢어지는 듯한 통증이나 치질의 통증, 엉덩이가 무지근한 변비의 통증, 야뇨증, 생리통 등에도 효험이 있다.
 이 같은 병으로 고통받고 있는 사람들을 엎드려 놓고 **승부**(承扶) 혈을 엄지손가락으로 처음에는 가볍게 다음에는 점점 강하게 누운 사람의 몸 중심을 향하여 곧바로 눌러 주면 틀림없이 통증이 서서히 가라앉는다.

80. 위 양(委陽) 연로(年老)해서 오는 무릎의 통증을 없애 주는 경혈

일어서거나 앉을 때 엉덩이로부터 무릎에 걸쳐 통증을 느끼거나 계단을 오르거나 내려올 때도 무릎 근처의 통증으로 고통을 받고 있는 중년의 부인들이 늘어나고 있다.

이것은 나이가 들어감에 따라 무릎의 관절뼈가 변형하여 이 때문에 무릎 둘레의 힘줄이나 근육이 땅기거나 늦추어져서 피의 순환이 순조롭지 못하기 때문에 일어나는 현상으로 옛날에

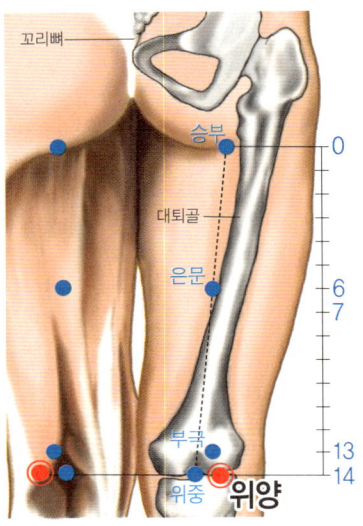

는 간단히 류머티즘으로만 취급되었지만, 사실은 이런 증상을 변형성 슬관절증이라고 하는 노화 현상 때문에 오는 통증인 것이다.

이럴 때 가장 먼저 이용되는 경혈이 바로 **위양**(委陽) 혈이다. 이 경혈은 무릎의 뒤쪽, 즉 무릎의 오금에 있다. 무릎의 오금에 가로로 난 주름이 있는데 이 주름의 바깥쪽에 자리잡고 있다. 위(委)라는 뜻은 바뀐다거나 구부러진다는 것이며, 양(陽)이라는 뜻은 다리에서는 바깥쪽, 즉 새끼발가락 쪽을 가리키는 것이다. 따라서 **위양**(委陽)이라 하면 무릎이 구부러지는 바깥쪽에 있다는 것은 알 수 있다. 반대로 음(陰)은 다리의 안쪽, 즉 엄지발가락 쪽을 가리키는 말이다. **위양**(委陽) 혈은 무릎의 통증이나 좌골신경통의 치료뿐만 아니라 중풍에 걸렸을 때 나타나는 반신 불수, 또는 한쪽 팔이나 발에 마비가 왔을 때에도 많이 사용되는 경혈이다.

81. 위중(委中) 발의 통증과 종아리 경련에 잘 듣는 경혈

위중(委中) 혈은 위양(委陽) 혈과 더불어 발의 통증에 많이 사용되는 경혈이다. 그 이름대로 무릎 뒤쪽에 있는 가로 주름의 한가운데에 있으며 열병이나 악성, 또는 급성의 병증으로 종아리가 굳어졌을 때 옛날 이름 그대로 사혈(瀉血)이라고 하여 여기서 피를 뽑아 통증을 가라앉히는 경혈이다.

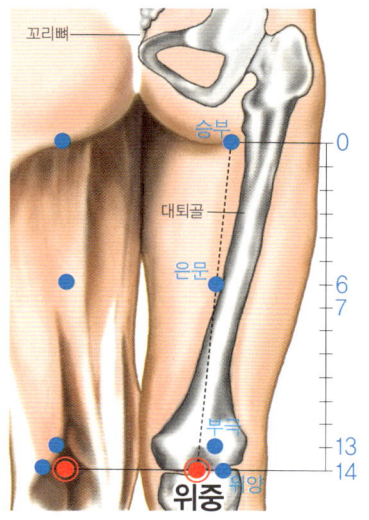

앞에서 설명했듯이 변형성 슬관절증은 중년 여성에게 많이 나타나는 증상이다. 이런 사람은 대체로 넓적다리·종아리·발목·허리에 나른함과 통증이 온다고 말한다.

왜냐하면 무릎이 아프면 무릎을 펴는 근육인 넓적다리의 큰 근육을 움직일 수 없게 되어 이 때문에 넓적다리 근육이 늘 긴장하는 바람에 이 곳에 나른함과 통증을 느끼는 것이다. 동시에 무릎을 감싸주기 위해 발목에 무리한 부담을 주어서 발목도 어딘지 모르게 나른해지면서 종아리의 근육도 피로해지게 된다.

그리하여 마지막에는 엉덩이의 근육을 나른하게 만들어 피로하게 함으로써 통증이 허리로 올라오게 만드는 것이다. 이럴 때는 아픈 곳만을 다루어도 소용이 없으므로 그 증세의 원흉인 무릎의 통증을 제거해야만 한다. 바로 이럴 때 이러한 병증을 다스리는 경혈이 바로 위중(委中) 혈인 것이다.

82. 부분(附分) 노인의 구부러진 허리를 펴 주는 경혈

제2흉추극돌기 아래 양쪽 옆 3촌 지점에 **부분**(附分) 혈이 있다. **풍문**(風門) 혈에서 **방광유**(膀胱兪) 혈까지는 척추의 양쪽으로 각각 1.5촌 지점, 즉 어깨에서 허리로 곧바로 내려오는 선상에 나란히 늘어서 있는데, **부분**(附分) 혈에서 **포황**

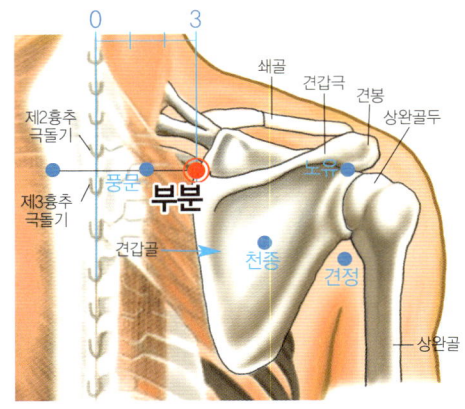

혈까지는 이 선에서 다시 양쪽 바깥으로 1.5촌 지점에 어깨에서 허리까지 그어진 선상에 나란히 늘어서 있다. **부분**(附分) 혈은 여기에서 팔로 가는 신경이 차례로 갈라져 가는 곳이라고 하여 붙여진 이름인데, 나이가 들어 등뼈가 굳어지는 강직성 척추염에 매우 잘 듣는 경혈이다.

나이가 들면 등뼈가 점점 구부러지게 되는데 이는 등뼈 마디 사이에 있는 연골 조직인 디스크의 수분이 빠져 버려 굳어져서 등뼈의 마디마디가 차례로 위에서부터 아래로 굳어져 내려와 기다란 하나의 뼈가 된 것처럼 변하기 때문이다. 이것이 강직성 척추염으로, 등뼈가 뒤로 젖혀지지 않거나 몸통을 옆으로 돌리는 것이 거북스러워진다. 이런 원인으로 등허리가 둥글게 구부러져 가슴이 압박을 받으므로 가슴이 답답하고 기침이나 천식·동계(動悸) 등이 심하게 나타나는 증상으로 변한다. 이럴 때 이를 다스리는 경혈이 바로 **부분**(附分) 혈이다.

83. 백호(魄戶) 목과 어깨가 뻣뻣해지는 50대의 견비통에 잘 듣는 경혈

한의학에서는 장(臟)과 부(腑)가 생리적인 기능과 아울러 정신적이고 정서적인 기능도 갖고 있는 것으로 풀이한다. 그 중에 기백(氣魄)이 머무는 곳이 폐장(肺臟)인데, **백호(魄戶)** 혈은 폐장의 문호(門戶)에 해당됨을 뜻하고 있다.

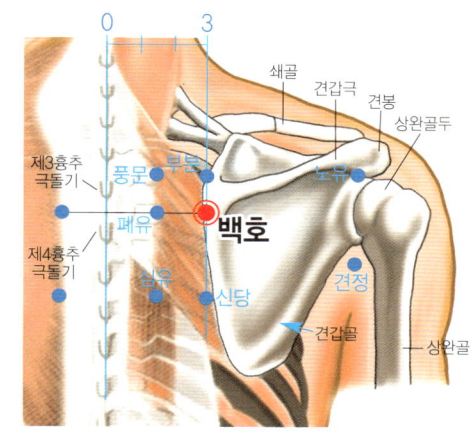

제3흉추의 아랫부분 흉추 정중선에서 좌우로 3촌 지점에 있으며 목과 어깨가 뻣뻣하게 굳어지는 증세와 50대에 흔히 오는 견비통, 충혈이나 상기(上氣), 가래, 가슴이 묵직할 때, 천식과 동계 등을 치료할 때 사용하는 경혈이다.

《소문(素問)》이라는 한방의 고전에는 간(肝)·심(心)·비(脾)·폐(肺)·신(腎) 등 오장(五臟)의 유혈(俞穴) 부위에 정중선에서 각각 1.5촌 지점에 좌우로 10개씩 합계 20개의 경혈이 있으며, 오장에 열이 있을 때에는 이 경혈을 다스린다고 기록되어 있다.

즉, 제3흉추의 아래에 있는 **폐유(肺兪)**, 그 옆에 있는 **백호(魄戶)**, 제5흉추의 아래에 있는 **심유(心兪)**, 그 곁에 있는 **신당(神堂)**, 제9흉추 아래에 있는 **간유(肝兪)**, 그 옆에 있는 **혼문(魂門)**, 제11흉추 근방에 있는 **비유(脾兪)**, 그 옆에 있는 **의사(意舍)**, 그리고 제2요추의 아래에 있는 **신유(腎兪)**, **신유** 혈에서 1.5촌 바깥에 있는 **지실(志室)** 등이 이에 해당되는 경혈인데, 폐의 병증에서 오는 정서 불안 등의 증상에 이 경혈을 이용한다.

84. 고황(膏肓) 냉증(冷症)에 잘 듣는 경혈

고약(膏藥)이라고 하면 기름으로 반죽한 외용 약제를 말하지만 본래는 난치병에 잘 듣는 약이라는 뜻을 가지고 있다. 즉, 고(膏)라는 것은 고치기 어려운 병을 가리킨다. 황(肓)은 혈(穴), 즉 경혈이라는 뜻이므로 **고황**(膏肓)이라 하면 잘 치유되지 않는 병증을 고치는 경혈이라는 뜻을 가지고 있다.

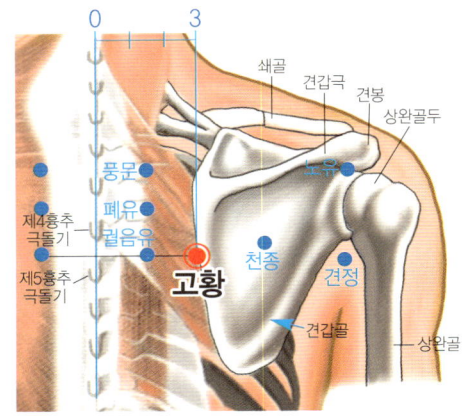

이 경혈은 제4흉추 아래에서 양쪽으로 3촌 지점에 있는데, 몸에 정기(精氣)가 소실되어 자꾸 마르거나 피로해 있는 증상에 잘 사용된다. 그리고 가슴이 답답하고 동계(動悸)가 오며 숨이 막히고 명치가 찌르는 듯이 아프거나 어깨에서 등허리나 팔꿈치 등이 아플 때 이 **고황**(膏肓) 혈에 뜸을 뜨면 효과가 좋은 치료법이 된다.

그리고 우리는 임상 치료에서 심장이 나쁜 증상을 가진 사람, 즉 심근경색 등으로 일어나는 협심증과 동맥경화의 원인으로 생기는 여러 가지 증상을 가진 사람들을 치료할 때 이 경혈을 잘 활용한다.

흔히 피의 순환이 순조롭지 못하다고 말하는데, 이는 혈액 순환의 중추인 심장에 여러 가지 장애가 생겼기 때문이다. 그러므로 손끝이나 발끝이 몹시 차가운 사람에게도 이 **고황**(膏肓) 혈의 침구 요법은 특효가 있다. 신장의 기능이 순조로워지면 이에 따라 만성적인 냉증도 사라지게 된다.

85. 의희(譩譆) 열이 나고 땀이 날 때 잘 듣는 경혈

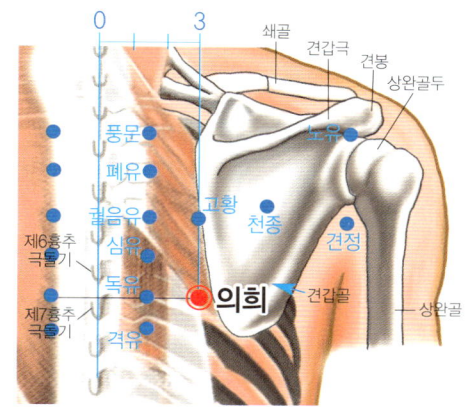

한방의 고전에 '바람을 맞아 땀이 나면 이 혈(穴)에 뜸을 뜨라'고 기록되어 있듯이 바깥에서 바람을 맞아 열이 나고 땀이 몹시 흐를 때는 **의희**(譩譆) 혈에 뜸을 뜨면 좋다고 기록되어 있다.

뜸을 뜨지 않고 지압이나 침으로 **의희**(譩譆) 혈에 자극을 가해도 증상이 제법 가라앉는다. 또한 가슴에서 옆구리, 등허리에 이르기까지 통증이 퍼지고 현기증이 나며 숨이 막히거나 기침 등을 할 때 효과적이다. 그 위치는 제6흉추 아래 정중선에서 양쪽으로 3촌 떨어진 곳에 있다. 호흡기와 순환기에 병증이 오면 특히 이 경혈 근방에는 덩어리로 된 응어리가 잘 생기는데 이를 풀어 주면 가슴이 시원해진다. 약간 혈압이 높은 사람도 이 경혈에서 등허리에 걸쳐 언제나 무거운 압통(壓痛)을 느껴 답답한 감을 떨쳐 버릴 수가 없을 때에는 이 경혈을 손가락으로 비벼 본다.

의희(譩譆)의 의(譩)는 트림이라는 뜻이고 이것이 다시 변하여 탄성 또는 한숨 등으로 표현된다. 그리고 희(譆) 자는 아파서 울부짖는 소리라는 뜻이다. 이는, 경혈을 눌러 주거나 또는 침이나 뜸의 치료를 하면 저절로 '꾸르륵' 하는 트림을 하므로 이 경혈의 이름이 붙여졌다.

86. 격관(膈關) 음식물이 잘 내려가지 않을 때 쓰는 경혈

격관(膈關)의 관(關)은 가슴과 배를 갈라놓은 곳에 있는 관문(關門)이라는 뜻이다. 제7 흉추의 아래, 정중선에서 좌우 양쪽으로 격유(隔俞)라는 경혈이 있고 또다시 바깥으로 1.5촌 지점에 있는 경혈이 **격관**(膈關) 혈이다.

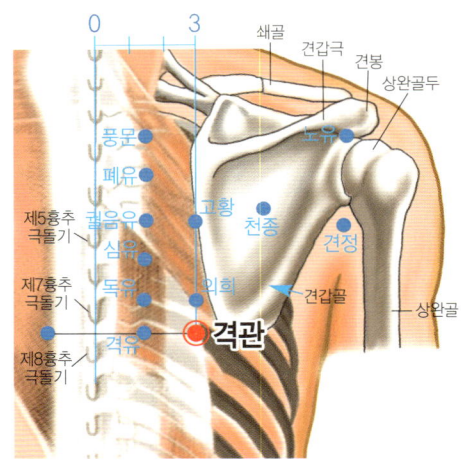

이 경혈은 자꾸 토하려고 할 때, 딸꾹질이 그치지 않거나 또는 먹은 음식이 체하여 내려가지 않을 때 등에 쓴다. 그런데 고사(古事)에서는 격(膈)의 병이라고 말하듯이 먹은 음식이 소화가 되지 않아 전혀 내려가지 않는다는 뜻이다. 또는 막혔다는 표현을 하는데 이는 결국 오늘날 암(癌)과 같은 증상을 가리키는 것이다. 이 암은 특히 위 입구의 **분문**(噴門)이라는 경혈의 위치인 횡격막 바로 아래에 잘 발병한다. 왜냐하면 이 부분은 다른 곳보다 좁혀지거나 피로해지거나 하여 자극을 쉽게 받기 때문이다.

예를 들면 위암, 또는 식도암이 생기는 이 식도는 제5흉추의 높이로 기관(氣管)이 좌우로 갈라지는 곳에 있어서 이 곳까지 음식물이 밀려나와 다시 횡격막을 벗어나는 과정을 자주 겪으면서 압박을 받기 때문에 피로가 쌓이게 된다. 그 결과 한방에서는 가슴이 막힌다거나 목이 막힌다고 말하는 것이다.

87. 의사(意舍) 의지를 강하게 만들어 주는 경혈

장이 나빠서 설사를 할 때, 배가 땅길 때, 소변이 붉으며 탁할 때, 가끔 토할 것 같은 느낌이 올 때, 열이 나고 눈이 노랄 때 등의 증세가 생길 때에는 **의사**(意舍) 혈을 다스리면 효과를 볼 수 있다.

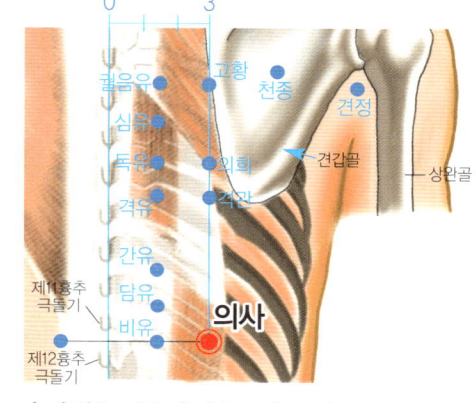

이 **의사**(意舍)란 뜻은 의(意)가 머무는 곳, 즉 인간의 의지를 지배하는 곳이라는 것이다.

앞에서 나온 **비유**(脾兪) 혈의 설명에서 비(脾)는 의(意)가 머문다는 이야기를 했듯이 이 2개의 경혈은 매우 관계가 깊어 **비유**(脾兪) 혈이 다스리는 병을 **의사**(意舍) 혈을 통해서도 고칠 수 있다. 비(脾)와 위(胃)는 한방에서는 표리(表裏)의 관계에 있는 장기로서 상보상조(相補相助)의 작용을 하고 있으며, 비장은 의지를 관장하고 있으므로 위장을 앓고 있는 사람은 의지가 약하여 사람들이 하는 말에 일일이 신경을 써서 갈피를 잡지 못한다. 확실히 신경질적인 사람에게 위병이 많으며 정신적인 스트레스와 위장의 상태와는 밀접한 관계에 놓여 있는 것이다.

이럴 때 의지를 강하게 하는 경혈인 **의사**(意舍) 혈을 다스리면 위의 상태도 좋아지는 것이다.

제11흉추 아래, 정중선에서 양쪽으로 각각 3촌 지점에 있는 **의사**(意舍) 혈은 위가 약하고 의지(意志)가 강하지 못한 사람에게 없어서는 안 되는 경혈이다.

88. 지실(志室) 스태미나를 증가시켜 주는 경혈

한방의 고전에서는 '신(腎)에는 지(志)가 머문다'고 설명되어 있다. 이 말의 뜻은, 태어나면서 가지고 있는 그 사람의 체력의 강약을 판별해 내는 경혈이 **지실**(志室)이기 때문이다.

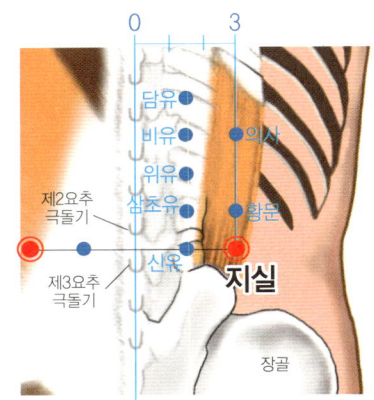

지(志)가 머물기 때문에, 신장(腎臟)에 병이 생기면 인간으로서의 욕망이나 원기가 약해진다는 것으로 풀이된다. 즉, 신허(腎虛)라는 병이 바로 이것으로, 신허하게 되면 피로해지기 쉽고 정력이 약해지며 몸은 탄력이 없어지고 겨울이 되면 병에 걸리기 쉬우며, 그리고 일이나 사업에 대한 의욕을 상실하게 된다. 이럴 때 사용되는 경혈이 이 **지실**(志室) 혈이며, 또한 요통의 치료에도 활용된다.

위치는 제2요추극돌기의 아래 정중선의 양쪽에 있는 **신유**(腎兪) 혈의 바깥쪽으로 나란히 있으며 척추에서는 각각 3촌 떨어져 있다. 제일 아래에 있는 늑골 끝의 높이를 가름하면 쉽게 찾을 수 있다.

등이나 허리의 통증이나 배꼽을 중심으로 굳은 응어리가 있어서 누르면 아플 때, 그리고 소변이 잘 나오지 않고 발기 불능이거나 성욕도 없고 피로한 상태가 계속될 때 **신유**(腎兪) 혈과 병용하면 효과를 보는 경혈이다.

이 경혈은 옛날부터 일반적인 뜸 외에 마늘뜸·생강뜸 등과 온보(溫補;따뜻하게 하여 정력을 보완하는 것)라는 치료법이 실시되어 왔다. **지실**(志室)의 별명을 정실(精室)이라고 하는 것만 봐도 이 경혈이 정력 증강을 위한 혈맥이라는 것을 알 수 있다.

89. 포황(胞肓) 부인병에 잘 듣는 경혈

이 경혈은 엉덩이의 제2천골 구멍의 양 옆으로 정중선에서 3촌 떨어진 곳에 있다. **신유**(腎兪) 혈의 양쪽에 나란히 있는 **지실**(志室) 혈과 더불어 성기의 병과 부인병 등에 매우 효능이 있는 경혈이다.

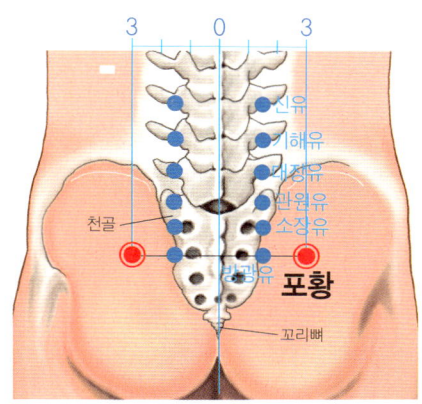

포황(胞肓)의 포(胞)는 자궁을 가리키므로 이 **포황**(胞肓) 혈은 자궁 질환에 특효임을 암시하고 있다. 자궁에서는 수정란의 발육이 이루어지므로 자궁을 관장하는 이 경혈은 부인들에게는 특히 중요한 경혈이다. 부인병은 반드시 머리가 무겁거나 어깨가 뻐근하고 허리도 나른하며 아랫배가 땅기고 월경의 이상과 발이 차가워지는 등의 증상이 나타난다.

이럴 때 **포황**(胞肓) 혈뿐만 아니라 발이 차가울 때 이를 고치는 경혈도 병용할 필요가 있다. 나이가 많은 여성들 중에는 허리와 발이 냉하고 아랫배가 땅긴다고 호소하는 사람들이 많다. 이럴 때는 허리를 따뜻하게 해 주면 효과가 있다.

요즘에는 반신욕이라고 하여 허리에서 엉덩이 등, 하부를 뜨거운 탕(湯) 속에 넣어 하반신을 따뜻하게 하는 방법이 있다. 이는 참으로 좋은 양생법(養生法)의 하나다.

부인과 질환에 잘 듣는, 즉 허리에서 천골(薦骨 ; 엉치등뼈) 부위에 걸쳐 있는 중요한 경혈을 따뜻하게 하여 혈액 순환을 원활하게 함으로써 효력을 보게 되는 이치를 활용한 것이다.

90. 승근(承筋) 장딴지 근육의 경련에 잘 듣는 경혈

운동이나 수영을 할 때 갑자기 종아리나 발에 쥐가 날 때와 손과 발이 마비되었을 때에 이 **승근**(承筋) 혈은 매우 잘 듣는 경혈이다.

바다에서 수영을 할 때에는 수영에 자신이 있는 사람이 자신의 수영 실력만 믿고 먼바다로 나가게 되는데, 멀리 나갈수록 물이 차가워져서 장딴지의 근육이 갑자기 긴장되고 땅겨서 경련이 나는, 즉 쥐가 나서 몸을 움직이지 못하게 되기도 한다. 이럴 때는 당황하지 말고

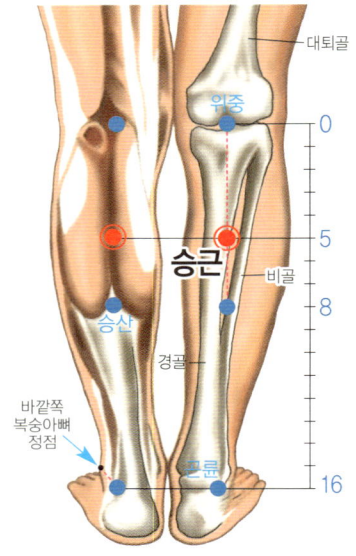

수면에 벌렁 드러누워서 발을 뻗은 다음 장딴지의 가장 윗부분을 강하게 꾹꾹 눌러 준다.

이 곳은 **승근**(承筋) 혈, 즉 힘줄을 관장하고 있는 경혈이기 때문에 효과를 즉시 볼 수 있다. 또한 종아리가 갑자기 쥐가 나는 증상은 습관이 되기 쉬우므로 지압으로 진정이 되었어도 꾸준히 치료해 주어야 또다시 재발하지 않는다.

장딴지의 경련 이외에도 좌골신경통과 엉덩이에서 무릎의 뒤쪽에 걸쳐 찌릿하게 땅기는 듯한 발의 신경통, 또는 겨드랑이 아래에 생기는 멍울이나 코피가 날 때 등의 치료에도 잘 듣는 경혈이다.

91. 승산(承山) 장딴지의 부종을 고쳐 주는 경혈

이 경혈은 두툼한 살의 교차점 아래에 있어서 두툼한 살의 산을 타고 오른다는 뜻에서 **승산(承山)**이라고 하였는데, 장딴지 쪽의 두툼한 곳을 산(山)에 비유하여 볼록한 언덕이나 둥근 동산으로 보고 이 부분의 증상을 올라가서 제거하는 경혈이 있다는 의미를 가리킨다. 일명 어복(魚腹)이라고 부르는데, 이는 장딴지가 마치 큰 물고기의 배와 비슷하다고 하여 이런 이름이 붙여졌다.

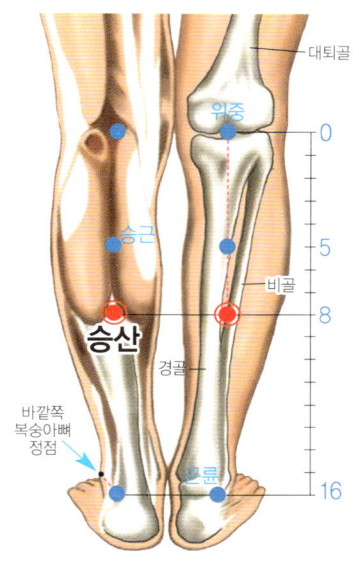

위치는 앞에서 설명한 **승근(承筋)** 혈의 바로 아래에 있으며 장딴지의 근육이 아킬레스건으로 변해가는 장소, 즉 장딴지의 근육을 위에서 만져 내려오면 부드러운 근육이 단단한 힘줄로 변하는 곳에 있다. 밑에서부터 찾는 방법은 장딴지의 중심선을 새끼손가락으로 밀어올려가면 갈라진 근육이 있어 더 이상 올라가지 않는 우묵한 곳에 **승산(承山)** 혈이 있다.

이 경혈은 발과 무릎의 피로가 쌓였을 때, 장딴지가 부을 때, 그리고 경련이나 쥐가 날 때, 변비가 있을 때 잘 듣는다.

특히, 음식점 등에서 오랫동안 의자에 앉아 있거나 땅바닥에 양반자세로 오래 앉아 있을 때, 또는 불편한 의자에 앉아서 오랫동안 버스나 비행기를 타거나 하여 장딴지나 발에 쥐가 나거나 저려올 때 특히 효과가 있다.

92. 비양(飛揚) 코가 막힐 때 잘 듣는 경혈

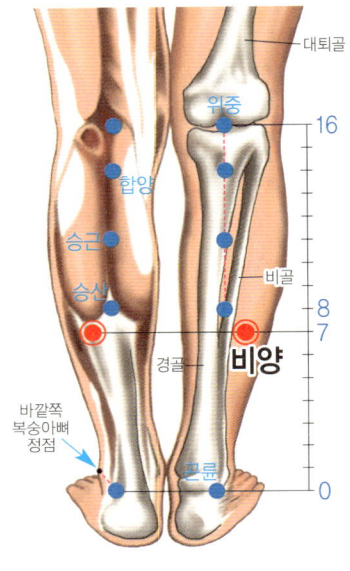

경혈에 대한 고전인 《경맥편(經脈編)》에 '발의 태양은 **비양**(飛揚)이다. 실(實)할 때는 코가 막히고 머리가 아프며 허리도 아프다. 허(虛)할 때는 코가 막히고 코피가 나온다. 이 때 이를 경혈로 다스린다.'고 하여 **비양**(飛揚) 혈에 대한 설명이 나온다.

머리나 코의 증상이 왜 발등에 있는 경혈을 통하여 치료가 되는지 이상하게 생각되겠지만 본래 한방에는 '병증이 상부에 있으면 하부에서 잡고, 하부에 있으면 상부에서 다스린다.'는 원칙이 있다.

이것은 배꼽 위에 병이 있으면 배꼽보다 아래에 있는 경혈로, 배꼽 아래에 병이 생기면 위에 있는 경혈로 고친다는 뜻이다. 인간의 상반신과 하반신은 서로 상반(相反)되는 기능을 가지고 있으면서도 잘 조정이 되는 사실은 압반사(壓反射) 등의 실험으로 인해서 과학적으로 증명된 사실이다.

위치는 바깥쪽 복사뼈에서 위쪽으로 7촌 지점에서 다시 뒤쪽으로 2~3cm쯤 되는 곳에 있다. 아래 넓적다리에 힘을 주면 장딴지가 굳으면서 불룩하게 나오는데 여기의 가장 높은 곳에서 아래로 내려갈수록 점점 근육이 좁아지는데 그 도중에 있다. 앞에서 말한 증상 외에도 발가락이 아프거나 앉았다 일어설 때 일어나는 현기증, 치질과 간질병 등의 치료에도 좋다.

93. 금문(金門) 간질병 등의 급성 발작에 잘 듣는 경혈

금문(金門) 혈은 방광경(膀胱經)의 극혈(郄穴)에 해당된다. 극혈이란 급성 증상에 효력이 있는 경혈을 말한다.

따라서 이 경맥의 급성 증상은 대부분 금문(金門) 혈로써 치유되

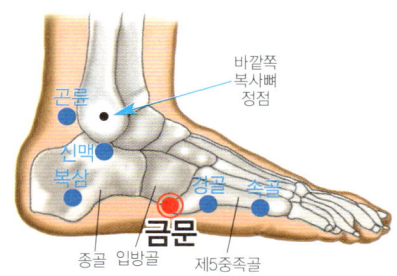

므로 반드시 기억해 두면 좋을 것이다. 증상의 종류 여하를 불문하고 그것이 급성적인 증상이면 금문(金門) 혈을 먼저 지압하고 그와 동시에 이 급성 증상의 치료에 상응하는 경혈의 처치를 병용시킨다.

특히 간질병으로 발작이 일어나 도저히 손을 쓸 수 없는 상태일 때, 발목에 일어난 병, 장딴지의 근육이 경련을 일으켜 쥐가 나는 경우에도 먼저 이 경혈을 시술한다. 너무나 신기하게도 통증이나 발작이 가라앉으며 편안하게 된다.

위치는 바깥쪽 복사뼈의 아래에 있다. 다음에 설명할 **경골**(京骨) 혈 약간 뒤쪽에 나란히 있다.

금문(金門)의 금(金)자는 말할 것도 없이 황금과 같은 귀중한 것을 가리키는 것이며 문(門)은 들어가는 곳을 의미한다. 즉, 이 경맥의 흐름 속에 있는 중요한 관문이라는 뜻이다. 일명 관량(關梁)이라고도 부른다.

94. 경골(京骨) 방광경을 검진하고 이를 조정하는 경혈

경골(京骨) 혈은 옛날부터 발의 통증을 제거하는 곳으로 사용되어 왔으며, 특히 '발의 태양(太陽)이며, 맥이 지나가는 뜰(原;근본)이 된다'고 말할 정도로 이 태양의 방광경 전체를 통해서 이상이 있는

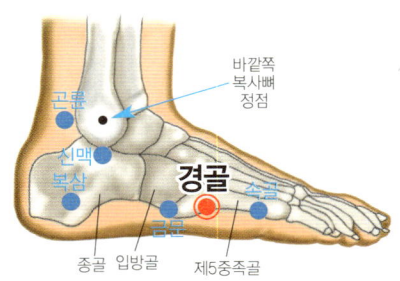

지의 여부를 조사하는 경혈로서 매우 중요시되어 왔다.

발의 바깥쪽을 복사뼈가 있는 곳으로부터 새끼발가락 쪽을 향해 손가락으로 누르면 바깥쪽으로 볼록하게 솟아난 곳, 즉 제5중족골(中足骨)이 있다. 그 곳의 바로 뒤쪽에 있는 것이 **경골**(京骨) 혈이다.

이 **경골**(京骨) 혈과 같이 그 경맥의 진단에 사용되는 경혈들을 원혈(原穴)이라고 부르는데, 12개의 경맥에는 각기 반드시 이 원혈이 있다. 예를 들면 가슴에서 팔로 이어지는 경맥은 손목 부위에, 머리에서 발을 통해 다시 가슴으로 이어지는 경맥에는 발목에 각각 원점(原点)이라 할 수 있는 원혈들을 가지고 있다.

그리고 주로 가슴이나 뱃속의 내장에 이상이 있는 것을 느낄 때는 손목이나 발목에 있는 원혈을 통해 진단할 수가 있는 것이다. 즉, 이 부위를 눌러 보았을 때 통증이 있거나 응어리가 느껴질 때, 냉(冷)하거나 또는 화끈거리는 증상이 있을 때, 작은 습진이 있거나 반점이 생기는 등의 증상이 나타나면 역시 가슴이나 뱃속에 이상이 생겼다고 판단해도 무방하다. 이와 같이 치료보다는 방광경을 조사하여 조정하는 경혈이 **경골**(京骨) 혈이다.

8) 신경(腎經)

- 신봉
- 유문
- 음도
- 황유
- 음곡
- 축빈
- 부류
- 태계
- 조해
- 수천
- 용천

신경腎經

8) 신경(腎經)

우리의 건강을 측정하는 바로미터

신(腎)은 오장(五臟)의 하나로 한방에서 말하는 신(腎)의 장(臟)은 현대 의학에서 말하는 부신(副腎)을 말하는데, 인간이 부모로부터 태어날 때부터 받은 생명력이 머무는 곳이다. 부신은 누런색이 약간 도는 흰 빛깔을 띤 세모꼴의 작은 내분비 기관으로, 인간의 몸 전체 기능을 끊임없이 조정하는 역할을 한다.

기후나 기상의 변화라든가 복잡한 인간 관계에서 생기는 스트레스로 인해 허약해진 각 기능을 조정하여 우리가 항시 건강하게 지낼 수 있도록 몸 전체를 조절해 준다. 먼저 말한 한방의 신(腎)은 현대 의학에서 말하는 부신(副腎)을 가리키는 것이다.

신경(腎經)의 경혈은 어떤 증상에 효과가 있는지 알아보자.

얼굴이 거무스름하고 윤이 나지 않거나 입 안이 뜨겁고 혀가 마르며 목이 자주 부을 때, 숨이 가쁘고 현기증이 나거나 배는 고픈데 식욕이 없을 때, 설사를 자주 하거나 몸이 항상 피로할 때, 몸 전체가 이완되어 있고 마를 때, 겨울이 되면 몸의 상태가 나빠지는 등의 증상에 활용되는 경혈이 이 신경(腎經)의 경맥이다.

허리가 잘 펴지지 않고 구부러지지도 않는다는 말은 결단성이 없는 사람을 지칭하는 말이다. 이처럼 허리는 몸의 요체(要體)로, 사람의 몸 안에서도 가장 중요시되는 곳이며 신(腎)의 장의 활동이 둔해지면 앞에서 말한 증상과 더불어 허리에 통증이 오고 정력이 쇠퇴해진다.

그러므로 신경(腎經)에는 c 혈이 있어 신경의 흐름을 윤활하게 다스리게 되어 있다.

인간의 활동원(活動原)을 만들어 내는 신경(腎經)은 우리 건강의 척도로서 매우 중요한 만큼 언제나 관찰과 검사를 게을리 하면 안 된다. 이에는 앞에서 설명한 **신유(腎兪)** 혈과 더불어 옆구리의 제12 늑골 끝에 있는 **경문(京門)** 혈, 배꼽의 좌우 양쪽에 있는 **황유(肓兪)** 등의 경혈을 눌러 보아 신경(腎經)에 일어나는 이상 유무를 알아낸다.

신경(腎經)의 경맥에는 한 쪽에 27개 혈로 좌우 총 54개의 혈을 가지고 있는데, 여기서는 가장 많이 활용하는 경혈 11개만을 설명하겠다.

95. 용천(湧泉) 부인과 질환에 잘 듣는 경혈

사람이 태어나면서부터 가지는 생명력의 샘이 솟아나는 경혈이라는 뜻으로, **용천**(湧泉)이라는 이름이 붙었다. 그 위치는 발바닥의 움푹 패인 곳에 있는데, 엄지발가락의 뿌리 부분의 불룩하게 부푼 곳의 바로 뒤쪽을 누르면 어딘지 모르게 좀 딱딱한 힘줄이 느껴진다. 이 곳이 바로 **용천**(湧泉) 혈이다.

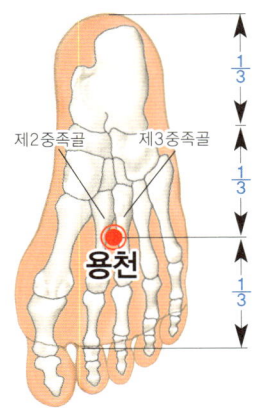

발바닥의 움푹 패인 곳은 신기(神氣)가 흘러나오는 곳이라고 하여 옛날부터 중요시되어 왔다. 숙련된 사람이 아니면 이 곳에 침을 놓아서는 안 된다. 또한 뜸을 떠서도 안 된다고 한다.

용천(湧泉) 혈은 효력도 뛰어나서, 특히 부인과 질환·허리·하복부·발 등에 이르는 냉한(冷寒)이나 통증과 상기(上氣) 등에 효험이 있을 뿐만 아니라 전신의 체력의 쇠약을 방지하여 정력과 활력을 왕성하게 해 준다.

신허(腎虛)하여 체력이 매우 약해진 경우에는 이 경혈에 생긴 응어리나 통증으로 즉시 알 수가 있다. 이 경혈의 뜸 치료는 마늘이나 생강을 다져 놓고 그 위에 뜸을 뜬다. 이렇게 하면 뜸을 뜬 자리가 부르트거나 해어지지도 않고 보행에도 지장을 가져오지 않는다.

지압을 할 경우에는 **용천**(湧泉) 혈에서 시작하여 **삼음교**(三陰交) 혈과 이 경맥을 따라 무릎까지 이르는 여러 경혈을 병용하면 더욱 효험을 볼 수 있다.

96. 태계(太谿) 정력 증강에 잘 듣는 경혈

안쪽 복사뼈 뒤쪽에 태계(太谿)혈이 있다. 방광경(膀胱經)의 곤륜(崑崙) 혈과는 반대쪽에 위치하고 있다.

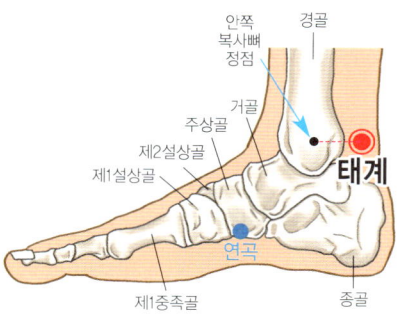

태계(太谿) 혈은 흥분하여 마음이 가라앉지 않을 때, 장딴지가 아플 때, 원인 모르게 두드러기가 날 때, 또는 생리 이상이나 다리를 날씬하게 만들고 싶을 때에도 효험이 있다.

태계(太谿)라는 말은 큰 골짜기를 뜻하는 것으로서 신경(腎經)의 원혈(原穴), 즉 신경의 상태를 살펴보는 경혈이다. 옛 의서에도 '족소음(足少陰)의 맥(脈)이 흘러드는 곳으로 그 원천이 된다.'고 적혀 있듯이 신경(腎經) 경맥의 원혈(原穴)이며 경수(經水)가 흘러 들어가는 곳이라고 명확히 지적하고 있다. 즉, 우리 인간이 선천적으로 타고 난 원기(元氣), 다시 말하면 태어나면서 갖고 있는 생명력이 강한가 혹은 약한가를 판별해 내는 중요한 경혈로서 만일 매우 약하다는 것이 명백히 판단되었을 때는 이 경혈을 중심으로 치료를 시도한다.

따라서 신허(腎虛)라고 판별되는 증상이 다음과 같이 나타날 때, 즉 몸이 허약할 때, 쉽게 피로해질 때, 정력이 약할 때, 손발이 찰 때 등의 이상이 나타난다거나 할 때에는 태계(太谿) 혈에 응어리나 통증이 나타나는 것이다. 물론 이러한 증상을 제거하기 위해서도 이 경혈을 이용하는 것은 두말 할 나위가 없다.

97. 수천(水泉) 신장의 급성 증상에 잘 듣는 경혈

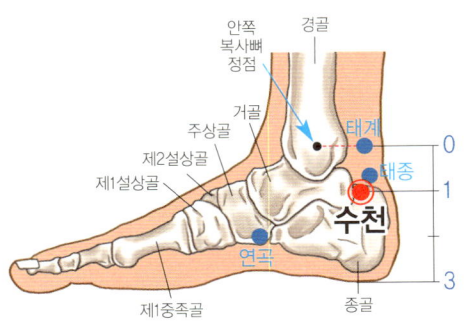

신(腎)은 오행(五行)의 木·火·土·金·水 가운데서 수(水)에 해당된다. 따라서 이 경혈은 '신(腎)의 샘〔泉;천〕'에 해당되는 것이다. 이것이 신경(腎經)의 경수(經水)의 샘〔泉;천〕, 즉 **수천**(水泉) 혈은 **용천**(湧泉)과 경혈명이 흡사하게 닮았다.

수천(水泉) 혈은 신(腎)의 샘에 해당될 뿐만 아니라 지금까지 나온 신경(腎經)의 3경혈과 같이 선천적인 체질의 강약이 잘 드러나는 경혈이기도 하다. 그래서 정확하게는 족소음신경(足少陰腎經)의 극(郄;틈)이라고도 부르는데, 신장의 급성 증상 등에 효험이 큰 경혈이다.

예를 들면 눈이 피로하여 눈이 침침해질 때, 멀리 있는 경치가 아물거려 잘 보이지 않을 때, 그리고 생리불순, 동계(動悸)가 일어나 몹시 피로를 느낄 때, 아랫배가 불러 기분이 나쁠 때 등의 증상에 활용되고 있다.

수천(水泉) 혈의 위치는 안쪽 복사뼈의 뒤쪽으로 **태계**(太谿) 혈의 약 2~3cm 아래에 있다. 발의 안쪽 복사뼈 주변에는 경혈이 많이 모여 있는데 특히 간(肝)과 신(腎)·비(脾)에 관계되는 중요한 경혈들이 모여 있는 것이 특징이다. 4발로 걸었던 인간이 두 발로 걷게 되었을 때 무엇보다도 이 체위를 유지하기 위해서는 발목과 무릎·다리, 그리고 허리가 강해야 했다. 그러므로 몸의 어느 곳엔가에 약한 곳이 있으면 이러한 부위에 각종 증상이 나타나는 것이다.

98. 조해(照海) 생리불순에 잘 듣는 경혈

여성에게 일어나는 생리불순은 여자의 여러 가지 병증의 원인이 되고 있다. 사소한 일에 화를 낸다거나 마음이 조급해지는 상태도 생리가 원인일 경우가 많다. 이 **조해**(照海) 혈은 옛날부터 이와 같은 여성의 생리불순과 이에 따라 일어나는 여러 가지 증상에 잘 듣는 경혈로서 활용되어 왔다.

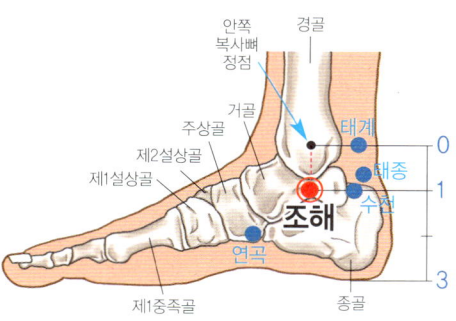

즉, 목이 마르고 마음이 안정되지 않거나 허리가 아플 때, 아랫배가 붓거나 손발이 나른하고 차가울 때, 어딘지 모르게 가슴이 울렁거리고 메스꺼워서 토할 것 같은 기분이 드는 불쾌한 증상 등은 물론, 대인 기피증 등의 정신적인 이상 증상까지도 잘 듣는 경혈로 알려져 있다.

위치는 안쪽 복사뼈 바로 밑에 있다. 즉, 안쪽 복사뼈의 제일 볼록한 곳을 누르고 그 누른 손가락을 약간 아래로 미끄러져 내려와서 닿는 곳에 움푹 패인 곳이 바로 이 경혈이다.

경혈의 이름인 **조해**(照海)의 조(照)는 그 뜻처럼 비추어 준다거나 햇빛이 비친다거나 빛난다, 밝다는 등의 뜻이 담겨 있다.

해(海)는 바다처럼 넓게 내와 강이 모여든다는 뜻이 있다. 다시 말하여 신경(腎經)에 이상이 있으면 '뚜렷하게 사기(邪氣)가 모여드는 곳'이라는 의미로, 앞에서 설명한 **용천**(湧泉) 혈이나 **태계**(太谿) 혈과 더불어 신허(腎虛)의 증상을 판별해 내는 경혈이다.

99. 부류(復溜) 배가 부어오를 때 잘 듣는 경혈

부류(復溜) 혈은 발의 안쪽 복사뼈 옆의 태계(太谿) 혈 위쪽으로 약 5~6cm(2촌) 정도 올라가 아킬레스건 앞쪽에 있다.

부류(復溜)의 부(復) 자는 돌아온다, 다시 온다, 반응이 온다, 다시 데우다, 되풀이한다는 등의 뜻을 가지고 있으며 유(溜) 자는 물 같은 것이 괸다, 또는 멈춘다, 막힌다는 등의 뜻이다. 이는 신경(腎經)의 경수(經水)가 멈추어서 정체(停滯)하는 경혈이라는 뜻이다.

부류(復溜) 혈은 옛날부터 전하는 경락설(經絡說)에서도 신장(腎臟)의 경맥(經脈) 중 앞에서 설명한 여러 경혈들과 같이 중요한 경혈로 취급되어 왔고, 배(腹)가 부어올라 힘들 때나 손발이 붓거나 몸이 나른하고 소변이 잘 나오지 않을 때 많이 이용되어 왔다. 또한 허리에서 등허리에 이르는 통증이나 치통 등을 다스리는 경혈로서도 이름이 나 있다. 뿐만 아니라 몸이 무겁고 정력 감퇴에서 오는 현기증이나 이명(耳鳴), 잠잘 때 나는 식은땀, 식욕이 없을 때 등의 증상에도 잘 듣는 경혈이다.

현대 의학에서 약물이나 수술 등으로도 치유하기 힘든 부인과(婦人科)의 질병이나 정력 감퇴, 혈압이 높아서 일어나는 증상에 잘 듣는 경혈이다.

100. 축빈(築賓) 장딴지의 경련에 잘 듣는 경혈

축빈(築賓)의 축(築)은 짓거나 쌓는다는 뜻이며, 빈(賓=濱)은 물이 있는 곳의 가장자리인 물가라는 뜻이다. 풀이하자면 경련을 일으키는 근육(筋肉)이 점점 낮아져서 경맥(經脈)을 흐르는 경수(經水)가 물결이 흐르는 평평한 물가의 기슭처럼 된 경혈이라는 의미로, 비복근(종아리 뒤쪽의 두 갈래로 갈라진 근육)과 넙치근(정강이 뒤에 있는 가자미 모양의 근육)과의 잇닿는 부위를 가리킨다.

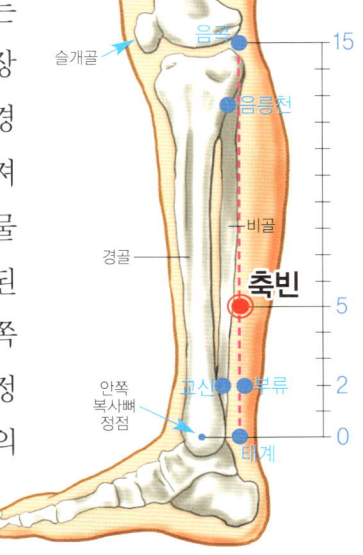

즉, 안쪽 복사뼈에서 무릎 안쪽으로 5촌 올라온 부위를 만져 보면 손가락에 반응이 오는 곳이 나온다. 이 곳에서 장딴지 뒤쪽으로 집게손가락의 한 폭만큼(1촌)의 위치가 바로 **축빈**(築賓) 혈이다. 이 경혈은 근육 속으로 들어가 있다.

축빈(築賓) 혈은 등산을 할 때, 또는 수영이나 운동을 하다가 쥐가 날 때에는 쥐가 난 부위를 따뜻하게 해 준 다음 이 경혈 근처의 큰 근육을 천천히 커다랗게 거머쥐듯이 주물러 주면 효과가 좋다. 그 외에 두통이 나고 열이 나면서 헛소리를 하고 구토가 날 때 등의 증상에도 사용된다.

참고로, 경혈을 오랫동안 연구한 유명한 일본인 고 사와다(澤田健)라는 사람은 해독의 명혈로서, 여러 가지 독기(毒氣)를 푸는 데 활용하여 효험을 크게 보았다고 한다.

101. 음곡(陰谷) 발기 불능에 잘 듣는 경혈

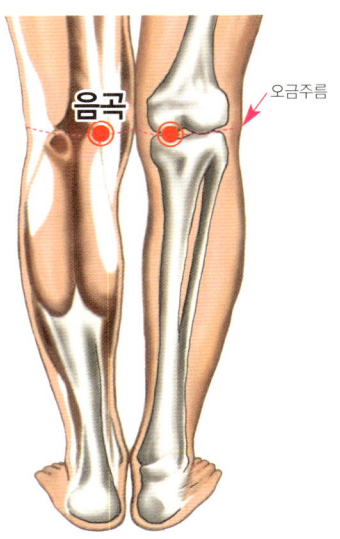

무릎 뒤 안쪽의 오금주름 위, 손으로 누르면 맥이 뛰는 곳에 있는 경혈이 음곡(陰谷)이다.

고전에서는 이를 '슬(膝)의 내보골(內輔骨) 뒤쪽 큰 근육의 뒤쪽 아래, 작은 근육의 뒤에 있다. 이를 누르면 손에 반응이 있는데 이는 무릎을 구부려서 잡는다.'라고 기록하고 있다.

부인과 계통의 질병에서는 특히 배가 붓고 대하의 증세가 심할 때, 그리고 남자의 경우에 발기 불능 등의 증상 같은, 남녀 성기와 관련된 질병에 자주 활용되는 경혈이다.

음곡(陰谷)이란 족소음신경(足少陰腎經)의 골짜기를 의미하는 것으로 신경(腎經)의 합혈(合穴), 즉 경맥이 합류하여 본류로 변한다는 것을 의미하고 있다. 따라서 아랫배에서 음부·대퇴부의 안쪽에 걸쳐서 심한 통증이 수반되는 요복신경통(腰腹神經痛)에도 잘 듣는다. 앞에서 설명한 간경(肝經)의 **곡천(曲泉)** 혈과 신경(腎經)의 **음곡(陰谷)** 혈은 몸의 피로, 정력 감퇴에서 오는 무릎의 경화증 등, 무릎에 관련된 증상을 부드럽게 풀어 주는 간(肝)과 신(腎)의 경혈이다.

혹 지나치게 놀라면 온몸의 힘이 쭉 빠지면서 쓰러지듯이 주저앉는 경우가 있다. 이는 무릎의 힘이 빠져서 일어나는 현상인데, **음곡(陰谷)** 혈을 활용하면 실제로 효과를 보게 된다.

102. 황유(肓兪) 정력 증강을 도와 주는 경혈

옛날부터 남자가 불임일 때, 즉 남성에게 이상(異常)이 있어서 자식을 가질 수 없을 때 이를 치유할 수도 있다고 전해 오는 경혈이 바로 이 경혈이다.

황유(肓兪) 혈은 신(腎)의 허실(虛實)을 다스리는, 즉 신허증에 매우 좋기 때문에 이 경혈의 활용이 이와 같은 효험을 나타낸다는 것이다.

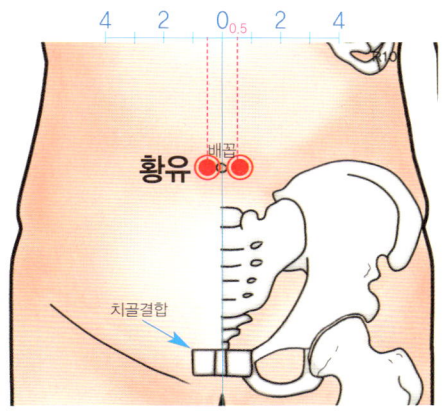

효과를 보는 치료는 배꼽의 양쪽 바로 옆 0.5촌 지점에 있는 **황유**(肓兪) 혈에 뜸을 뜬다. 황(肓)이란 글자가 들어간 경혈은 **황문**(肓門)·**고황**(高肓) 등이 있는데 황(肓)은 신(腎)을 근본으로 하므로 모두 중요한 경혈이다. **황유**(肓兪) 혈은 신경(腎經)의 사기(邪氣)가 몰려드는 곳을 가르킨다.

동계(動悸)가 일어날 때, 명치가 아플 때, 위장이 약해서 설사를 자주 하는 증상 등에도 효과가 있다. 그 밖에도 정력(精力)이 감퇴되었거나 어딘지 모르게 머리가 충혈되고 열이 난다거나 발이 차갑거나 하는 몸의 용태에도 이용되고, 특히 현재 몸이 피로해 있는지를 조사하거나 점검할 때에도 꼭 필요한 경혈이다.

반듯이 누워서 발을 뻗고 배를 내놓는다. 이 때 배꼽 옆에 있는 좌우 2개의 **황유**(肓兪) 혈에 양손 가운뎃손가락을 가볍게 올려놓은 다음 다리 쪽으로 힘껏 훑듯이 누른다. 만일 이 때 꾹 찌르는 듯한 통증이 있다면 신허증(腎虛症)에 걸렸다고 보면 틀림없다.

103. 음도(陰都) 위하수에 잘 듣는 경혈

음도(陰都)의 음(陰)은 족소음(足少陰)을 뜻하며, 도(都)는 사람들이 많이 모이는 곳을 이르고 있어 글자 자체가 이미 소음(少陰)의 사기가 모여드는 곳이라는 뜻을 가리키고 있다.

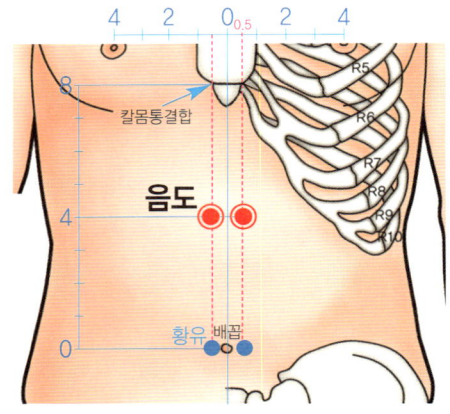

이 경혈은 배꼽에서 양옆으로 0.5촌 떨어져 있는 **황유**(肓兪) 혈에서 다시 위쪽으로 4촌 올라간 곳에 있다. 그러니까 명치와 배꼽의 중간선쯤에 해당된다.

음도(陰都) 혈은 명치가 막히고 아프거나 옆구리가 부어서 가슴이 답답할 때, 동계(動悸)가 올 때, 또는 먹은 음식이 소화가 안 될 때, 배가 뿌듯하며 무거울 때, 밤에 잠이 오지 않을 때 등의 증상에 활용되므로 신경(腎經) 가운데에서도 매우 중요한 경혈의 하나이다.

특히 위하수 등으로 고생하는 환자들은 꼭 기억해 두어야 할 경혈이다. 등허리에 있는 **간유**(肝兪)·**비유**(脾兪)·**위유**(胃兪) 혈 등과 함께 음도(陰都) 혈에 온구 요법을 시술하면 효과가 좋다. 하지만 장기간 꾸준히 치료해야 한다.

또한 침이나 뜸의 치료는 적어도 1개월 정도는 해야 효과를 볼 수 있다.

104. 유문(幽門) 명치가 막혔을 때나 응어리를 없애 주는 경혈

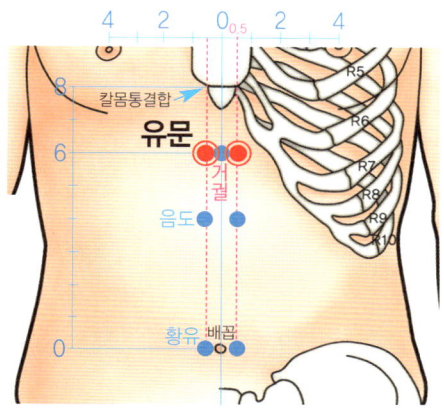

발을 쭉 뻗고 편한 자세로 반듯이 드러누워 명치로부터 옆구리에 걸쳐 있는 늑골 모서리들을 더듬어 배꼽의 양쪽을 골고루 가볍게 눌러 본다. 처음에는 가볍게 누르다가 점점 강하게 눌러 보아 손가락 끝에 닿는 것이 부드럽기만 하고 별 다른 통증이 없다면 이는 아무런 병이 없이 건강하다는 증거이다.

하지만, 만일 통증을 느끼거나 딱딱한 응어리가 만져진다면 신장이 약해져 있다고 보면 틀림없다. 이럴 때에는 이미 명치가 막힌 듯이 답답하고, 옆구리에 어딘지 모르게 무딘 통증이 있으며, 동계(動悸)가 오거나 위장이 무거우면서 구토가 나고, 잠이 잘 오지 않는 등의 자각 증상이 일어나게 된다.

이럴 때에는 입을 벌린 채로 명치로부터 옆구리에 걸쳐 있는 늑골 모서리들을 더듬어 배꼽의 양쪽을 골고루 가볍게 눌러 주면 대단히 편안해진다. 이 부위에 있는 경혈 중의 하나가 유문(幽門)으로, 일명 상문(上門)이라고도 부른다.

위치는 제8늑골의 앞쪽 바로 아래, 임맥의 **거궐(巨闕)** 혈의 좌우에 나란히 있다. 유(幽)라는 글자는 유령(幽靈)이라는 단어에 쓰듯이 숨는다거나 잠긴다는 뜻이고, 문(門)은 사기가 출입하는 곳이므로 소음(少陰), 즉 사기(邪氣)의 출입문이라고 해석하면 맞는 풀이다.

8) 신경(腎經)

105. 신봉(神封) 협심증과 가벼운 발작을 치료해 주는 경혈

신봉(神封)이란 신(神)을 받드는 경혈이라는 뜻이다. 한방에서 신(神)은 지극히 중요한 심(心)의 장(臟)에 머문다고 이르고 있으므로 이 곳은 심장의 영기(靈氣)를 받드는 경혈이라는 의미가 된다.

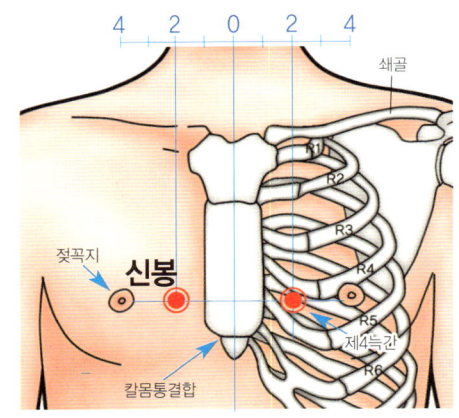

위치는 정중선에서 각각 양쪽 2촌 지점으로, 높이는 양쪽 젖꼭지와 같은 위치에 있는데 옛날부터 심장병, 특히 협심증이 원인이 되어 일어나는 증상에 효과가 있는 경혈로 알려져 왔다.

그 밖에 뇌충혈로 열이 나 상기(上氣)되어 있을 때, 가슴이 답답하고 숨이 가쁠 때〔천식(喘息)〕, 기침이 나오고 가슴에서 옆구리에 걸쳐서 결릴 때, 토하고 싶을 때, 동계(動悸)가 일어나 가끔 가슴에서 등허리까지 쥐어뜯듯이 아플 때 등의 증상에도 신봉(神封) 혈이 많이 활용된다.

좌우의 젖꼭지에서 가슴·옆구리·등으로 한 바퀴 돌아보면 등에 있는 **궐음유(厥陰兪)**·**고황(膏肓)** 혈, 겨드랑이 아래에 있는 담경(膽經)의 **연액(淵液)** 혈, 다시 유방의 바깥쪽에 있는 비경(脾經)의 **천계(天谿)** 혈, 심포경(心包經)의 **천지(天池)** 혈, 이어서 젖꼭지에 있는 **유중(乳中)** 혈, **유중(乳中)** 혈의 안쪽에 있는 신봉(神封) 혈, 임맥(任脈)의 **단중(膻中)** 혈 등의 경혈이 줄줄이 있다.

9) 심포경(心包經)

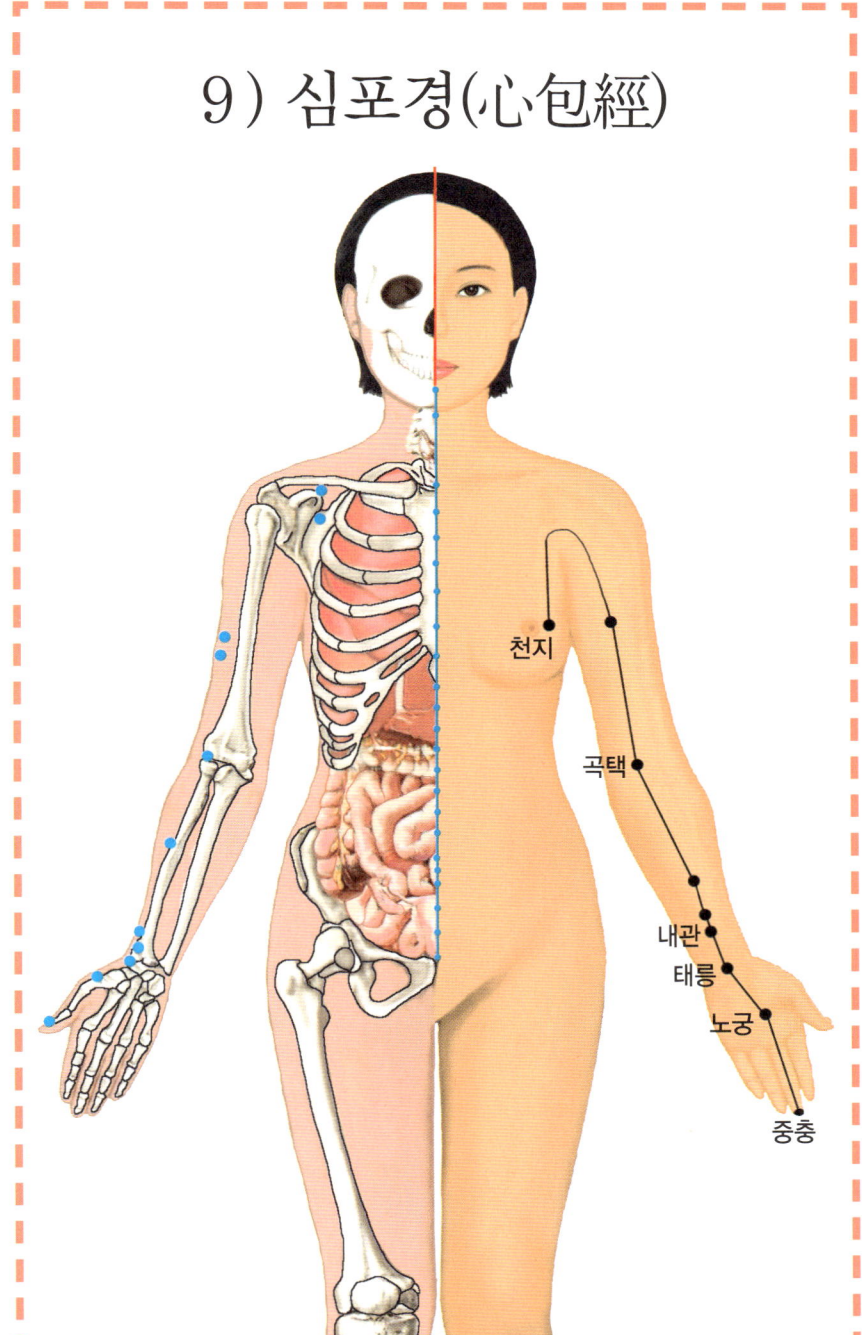

천지
곡택
내관
태릉
노궁
중충

심포경心包經

9) 심포경(心包經)

심장(心臟)에 이상이 있으면 손바닥이 뜨거워지기 쉽다

한방에서 이르는 심장(心臟)은 오장 육부 가운데서도 매우 중요한 장기(臟器)의 하나인데, 이 심장을 둘러싸고 있는 막(膜)을 심포(心包)라고 한다.

이 심포를 뚫고 있으면서 이를 관장하고 있는 것이 심포경(心包經)이라는 경맥(經脈)이다.

심장을 한 나라의 대통령으로 비유한다면 심포경은 대통령의 명을 받들어서 이를 정치로써 펴나가는 국무총리 정도의 역할을 하고 있다고 보아야 한다.

일반에서는 한방에서 말하는 오장육부(五臟六腑) 가운데 심포(心包)는 들어 있지 않다. 그리하여 심포를 포함시키면 육장육부(六臟六腑)가 된다.

그렇다면 왜 심포(心包)를 장기의 하나로 간주하지 않을까?

이 심포는 고유(固有)의 형태나 고유의 기능이 없는 장기이지만 몸의 중추 기관인 심장을 싸고 보호하는 기관으로서 또한 심장의 명령을 실행하는 기관으로서는 매우 중요한 곳이다. 따라서 궐음심포(厥陰心包)와 소음심(少陰心)의 각 경맥의 적응증상군(適應症狀群)은 대부분 동일하다. 그러한 이유로써 심포는 오장(五臟) 중에 끼이지 않는 것이다. 그러므로 심포(心包)라는 경맥은 사실은 본경(本經)이 아닌 지맥(地脈)으로 이루어진 경맥이라 할 수 있다.

얼굴이 상기될 때, 즉 혈압이 오르고 열이 나며 고통스러워질 때, 또 동계(動悸)가 일어날 때, 눈이 노랗게 변할 때, 가슴에서 허리에 걸쳐 통증이 생길 때, 손바닥 쪽의 위팔에서 아래팔에 걸쳐 땅기는 듯한 통증과 마비가 올 때, 손바닥이 뜨거울 때 등의 증상이 생길 때 활용되는 것이 심포경(心包經)에 있는 9개의 경혈인데 **천지**(天池)·**천천**(天泉)·**곡택**(曲澤)·**극문**·**간사**(間使)·**내관**(內關)·**대릉**(大陵)·**노궁**(勞宮)·**중충**(中衝)이다. 이 중 자주 사용하는 6개의 경혈에 대해서 알아본다.

106. 천지(天池) 겨드랑이 아래의 통증을 없애 주는 경혈

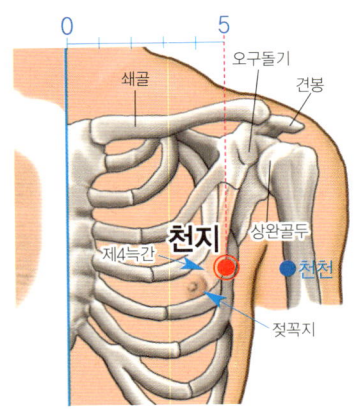

천지(天池) 혈은 정중선에서 5촌, 젖꼭지에서는 바깥쪽으로 제4늑간인 1촌 지점에 있으며 천회(天會)라고도 부른다. 수궐음(手厥陰)과 족소양(足小陽)의 양 경맥, 즉 심포경(心包經)과 담경(膽經)이 서로 교차되는 지점이다.

천(天)이란 위쪽이나 신(神)의 자리를 뜻하는데, 사람의 몸에서는 상반신을 가리키는 등의 뜻이 있다. 또, 지(池)는 사기(邪氣)가 괴어 머무는 못이라는 뜻이므로 **천지**(天池)라고 하면, 상반신의 사기(邪氣)가 머무르는 곳이라는 의미를 가진다. 또한 심포(心包)의 사기가 모두 모여들어 경맥이 막혀서 못과 같이 된다는 뜻도 있다.

가슴으로부터 명치와 배에 걸쳐서 뻐근하며 아파서 괴로울 때, 열은 나는데 땀이 나지 않을 때, 머리가 아플 때, 목이 아플 때, 또는 겨드랑이 아래가 부어오를 때, 뇌충혈로 열이 날 때, 한기(寒氣)가 날 때 등의 여러 가지 증상이 있을 때 한방에서는 '흉충에서 소리가 난다'는 표현을 쓰면서 가슴 속에서 뭔지 모를 달그락거리는 소리가 들리거나 목구멍에서 소리가 들려 오는 듯한 기분이 드는 증상들이라고 말해 왔다.

또한 앞겨드랑이 주름에서 손바닥 쪽을 향해 2촌 내려간 위팔뚝에 **천천**(天泉)이라는, 가슴 위쪽의 병을 치료하는 경혈이 있는데 **천지**(天池) 혈과 비슷한 높이에 해당된다.

107. 곡택(曲澤) 팔의 신경통에 잘 듣는 경혈

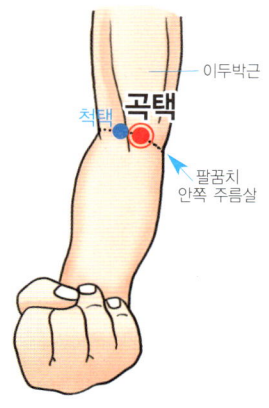

곡택(曲澤)이라는 이름만 듣고도 이 경혈의 위치를 대강 짐작할 수 있듯이 곡(曲)이란 구부러진다는 뜻이므로 팔뚝에서 구부러질 수 있는 부분은 팔꿈치이니까 팔꿈치 근처에 있을 것이라고 생각하게 된다.

택(澤)이란 물과 풀(草)이 엉켜 있는 연못이라는 뜻이 있으므로 움푹 패인 곳을 의미하고 있다. 팔꿈치를 구부릴 때 움푹 패인 팔꿈치 안에 딱딱한 힘줄이 튀어나오면 이 힘줄 끝부분의 새끼손가락 쪽, 즉 몸 안쪽의 끝부분이 곡택(曲澤) 혈 자리이다.

곡택(曲澤) 혈은 옛날부터 위팔뚝에서 팔꿈치, 손에서 팔뚝에 일어나는 신경통을 가라앉히는 데 효험이 있어 자주 사용되었다. 테니스 엘보로 인해서 아픈 경우에 이 곳을 집중적으로 치료하면 효과를 발휘한다. 이 밖에도 명치가 아프고 열이 나며 머리가 아프고 열이 나는 상기(上氣)의 증상에도 잘 듣는 경혈로 알려져 있다.

이 곡택(曲澤) 혈은 심포경(心包經)의 합혈이라 하여 팔꿈치에서부터 경맥(經脈)이 커져서 경수(經水)의 흐름이 본류(本流)처럼 되는데 바로 그 분기점이 된다는 뜻이다. 여기에는 대장경(大腸經)·폐경(肺經)·심경(心經)·소장경(少腸經)·삼초경(三焦經) 등의 각 경로(經路)와 경혈이 팔꿈치를 둘러싸고 많이 모여 있으므로 중요한 곳이다.

108. 내관(內關) 심장 발작을 가라앉게 해 주는 경혈

손바닥을 위로 하고 손목을 아래쪽으로 힘을 주면서 구부리면 아래팔뚝에 두 줄기의 큰 근육이 보인다. 이 두 근육 사이로 팔목에서 2촌 올라온 부위에 **내관**(內關) 혈이 있다. 이 경혈은 아래팔뚝 손등 쪽의 중간을 흘러가는 삼초경(三焦經)의 경혈인 **외관**(外關)과 반대쪽에 위치하여 한 몸의 관계로 이루어져 있다.

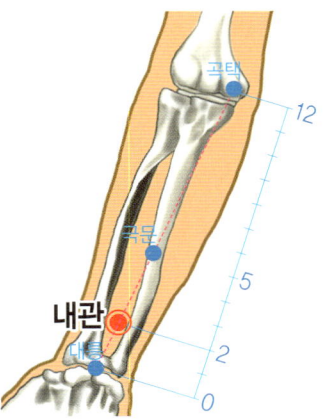

팔꿈치에서 아래팔뚝에 걸쳐 일어나는 근육의 마비 증세나 또는 갑자기 협심증과 같은 심장 발작으로 정신을 잃었을 때 잘 듣는 경혈이다. 그 밖에 명치 부근이 아플 때, 눈이 충혈되고 두통이 날 때, 팔꿈치를 중심으로 팔이 아플 때, 또는 마비가 올 때 등의 증상에도 이 **내관**(內關) 혈을 치료하면 효과를 볼 수 있다.

한방의 고전인 《영근경맥편(靈根經脈編)》에서는 '심계(心系), 실(實)할 때는 심통(心痛)하며, 허(虛)할 때는 두통이 온다. 이를 양근(兩筋) 사이에서 잡는다.'고 기록되어 있다.

내관(內關) 혈 위에 같은 심포경의 경혈인 **극문**(郄門) 혈이 있다. 그 위치는 아래팔뚝의 손바닥 쪽, 팔꿈치와 손목과의 거의 중간 지점에 있다. 이 경혈은 궐음심포경(厥陰心包經)의 극(郄)이라 부르며 역시 심장 발작 등 급성 증상을 잡는 경혈이다. 극(郄) 자가 붙은 경혈은 모두 급성 증상을 진정시키는 경혈이라는 것을 기억하고 있으면 도움이 될 것이다.

109. 대릉(大陵) 팔의 통증과 마비를 풀어 주는 경혈

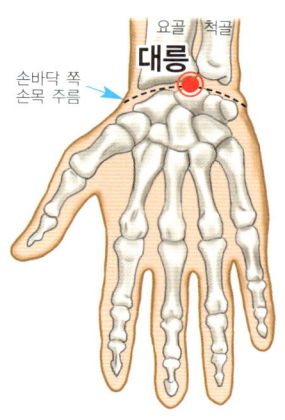

대릉(大陵) 혈은 손목의 손바닥 쪽 중간에 있는 두 줄기 힘줄 사이에 있다. 능(陵)이라고 하면 큰 언덕을 뜻하고 있으므로 대릉(大陵)이라는 이름만 가지고도 큰 근육의 근처에 있다는 것을 알 수 있다. 팔이 아프거나 마비 등이 올 때 많이 사용되는 경혈이다.

큰 대(大) 자가 붙은 경혈은 그 경맥 중에서도 매우 중요한 경혈로서 이 대릉(大陵) 혈도 심포경의 원혈(原穴)이다. 한방의 고전에서도 '양중(陽中)의 태양(太陽)은 심(心)이며 그 원(原)은 대릉(大陵)에서 나온다.'고 했으며 심포(心包)하고 연관된 증상은 반드시 이 곳에 통증이나 응어리가 나타난다고 한다. 그러므로 경맥의 이상 여부를 조사할 때도 빼놓을 없는 매우 중요한 경혈이다.

열은 나는데 땀이 나지 않을 때, 손바닥이 뜨거울 때, 겨드랑이 아래가 부었을 때, 명치가 아플 때, 목이 부었을 때, 입이 마를 때 등의 증상은 모두 심장과 연관된 증상들이므로 이 대릉(大陵) 혈에 가볍게 스치기만 해도 응어리나 통증을 느끼게 된다. 이럴 때 이 곳을 가볍게 누르고 있기만 해도 응어리나 통증이 풀려 저절로 이런 증상이 완화된다.

이와 같이 각 경맥의 원혈을 조사함으로써 각 경맥들이 연관된 장기의 이상 유무를 알게 되기 때문에 최근에는 임상 이론을 기초로 양도락치료(良道絡治療)라는 전기 치료법도 개발 보급되고 있다.

110. 노궁(勞宮) 과로(過勞)를 풀어 주는 경혈

누적된 업무로 인하여 며칠 동안 잠을 자지 못하거나 갑자기 심한 운동 경기나 등산 등을 오랫동안 하여 피로가 쌓여 있으면 면역력이 떨어지게 된다.

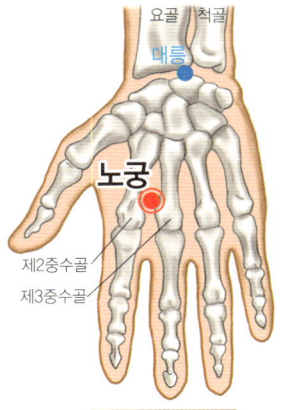

이럴 때 손바닥이 화끈 달아오르는 듯한 느낌이 올 때가 있을 것이다. 이런 증세는 과로(過勞) 때문에 일어나는 현상이다. 이 때 손바닥의 중앙 부분, 정확하게 말하면 가운뎃손가락을 구부려서 끝머리가 닿는 부분을 힘껏 누르면 강렬한 통증이 느껴진다. 이 곳이 바로 **노궁**(勞宮) 혈이다.

노(勞)란 노동의 뜻이고 궁(宮)이란 집이란 뜻으로서, 과로하게 되면 그 상태가 반드시

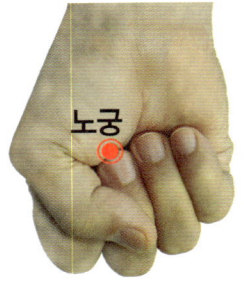

이 곳에 나타난다. 운동이나 게임이나 노동이 너무 과하여 피로가 누적되었을 때는 자신도 모르게 손바닥 한가운데의 부드러운 부분을 만지고 있는 경우가 있는데 이런 동작은 피로를 푸는 데 큰 도움을 주기 때문에 무의식적으로 그런 행동을 하는 것이다.

그 밖에 **노궁**(勞宮) 혈은 관절 류머티즘과 같은 통증에도 잘 듣는다. 관절 류머티즘은 한방에서는 역절풍(歷節風)이라 하여 외계(外界)의 바람(風;풍)을 맞음으로써 마디마디가 아픈 병이다. 류머티즘까지는 아니라고 하더라도 몸 전체의 뼈마디가 쑤시고 아플 때에도 이 곳을 눌러 주면 통증이 많이 완화됨을 느끼게 된다.

111. 중충(中衝) 명치의 심한 통증을 가라앉게 해 주는 경혈

밤에 쉴 때 무릎을 똑바로 뻗고 입을 가볍게 열고 우선 명치 부근을 두 손바닥으로 눌러 본다. 다음에는 양 옆구리를 늑골을 따라 천천히 눌러 본다. 이 때 나타나는 증상이 거부감이 없이 부드럽다면 건강한 증거이다.

다음에는 명치와 배꼽 사이를 가볍게 눌러 보아 응어리가 잡히지 않고 통증도 없다면 위장·췌장·간장의 활동이 정상이라고 판단해도 좋다.

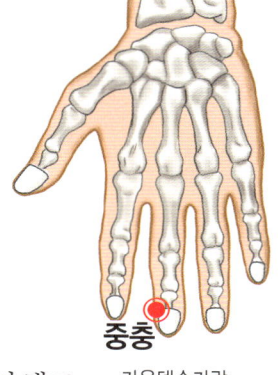

이와 같이 한방에서는 명치가 있는 부위의 상태나 반응을 매우 중시하고 있다. 과로했거나 수면 부족 등의 상태가 되면 틀림없이 이 명치 부위에 이상이 생겨서 응어리가 잡히거나 또는 통증이 온다. 중충(中衝) 혈은 이러한 증상을 없애 주는 중요한 경혈이다.

명치 부위가 많이 부어 아프고 괴로울 때는 가운뎃손가락의 집게손가락 쪽 손톱의 안쪽 모서리를 지나는 수직선과 손톱 뿌리를 지나는 수평선이 만나는 곳을 강하게 누르면 신기하게도 거북했던 증상이 풀린다. 동시에 피로하여 나른한 기분도 가시게 된다.

가운뎃손가락의 끝부분, 즉 충격을 받는 곳에 있는 경혈이라고 하여 중충(中衝)이란 이름으로 부르게 되었다고 한다. 중충(中衝) 혈은 옛날부터 심포(心包)의 맥이 나오는 곳이라고 하여 이 곳을 우물로 정하였고 아울러 심포경의 마지막 지점이 되었다.

10) 삼초경(三焦經)

천료 견료

각손
천유

천정

외관
양지

관충

삼초경三焦經

10) 삼초경(三焦經)

인간의 에너지원을 관장하고 있는 경맥

　한방에서는 삼초(三焦)란 '후천적인 원기(元氣)가 들어가는 곳' 즉, 인간이 태어나서 천기(天氣)와 지기(地氣)를 몸에 받아들여 이를 호흡과 소화 작용을 통하여 오장 육부에 순환시켜서 선천적으로 부모에게서 물려받은 원기(元氣)를 운활하게 하고 또한 보충시켜 주는 기관이라고 말하고 있다.

　그런 의미에서 삼초(三焦)란 세 가지 에너지원이라는 뜻도 지니고 있는 것이다. 그럼에도 불구하고 삼초(三焦)란 '이름은 있으나 형태는 없다'고 말하고 있듯이 어떤 독립된 기관의 이름은 물론 아니다.

　머리에서 명치까지를 상초(上焦), 명치에서 배꼽까지를 중초(中焦), 배꼽에서 음모가 있는 곳까지를 하초(下焦)라고 구분하고 있다. 그리하여 상초는 호흡·순환계, 중초는 소화·흡수계, 하초는 비뇨·배설계로 크게 나누어져 있다.

　삼초경(三焦經)은 매우 복잡한 경로를 거치고 있는데 신경(腎經)과 더불어 대단히 중요한 경맥 중의 하나이다.

　귀가 잘 들리지 않을 때, 눈꼬리가 아플 때, 뺨이 아플 때, 목구멍이 부어서 아플 때 등의 얼굴을 중심으로 한 통증이나 목에서 아래턱, 어깨에서 위팔뚝, 팔꿈치, 아래팔뚝의 바깥 부분에서 엄지손가락에 이르는 부위의 통증 등에 잘 듣는다.

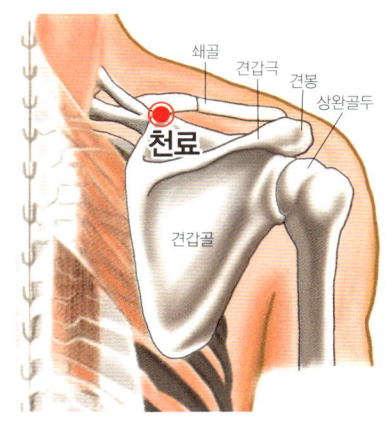

그리고 이 삼초경에서는 다루지 않았지만 이 가운데 천료(天髎) 혈은 견갑통(肩胛痛)·주위염(周圍炎), 흔히 말하는 50대의 견비통 치료에 잘 듣는 경혈이다.

그리고 어느 곳이고 통증을 느끼지 못할 때라도 삼초경을 조사해 보면 몸의 건강 상태를 점검할 수가 있다.

112. 관 충(關衝) 손가락의 마비·통증·냉증 등에 잘 듣는 경혈

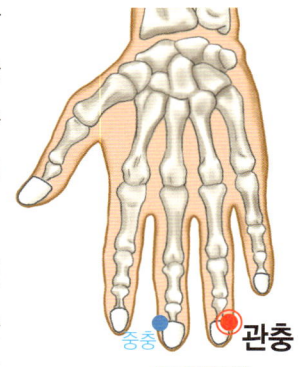

나이가 들어 늙어가면 경추(頸椎;목뼈)가 조금씩 변형되거나 경추와 경추 사이에 있는 흔히 디스크라고 하는 추간판(椎間板)의 수분(水分)이 부족해서 일어나는 소위 변형성 경추증(變形性 頸椎症)이 많이 생기고 있다.

이러한 변화가 일어나면 약손가락에서 새끼손가락에 걸쳐 손가락 끝이 냉해지면서 손가락 안쪽에 마비가 오게 된다. 이런 증상에 활용되는 것이 관충(關衝) 혈이다.

이 경혈은 약손가락의 새끼손가락 쪽 손톱 뿌리 부분에 있다. 이른바 수소양삼초경(手少陽三焦經)이 시작되는 샘이라는, 즉 경수가 흘러나오는 경혈이라는 뜻을 가지고 있다. 앞에서 설명한 변형성 경추증(變形性 頸椎症)과 비슷한 증상인 어깨손증후군 등과 같이 이 경혈은 손가락 안쪽의 마비, 냉증, 통증 외에 목구멍이 붓거나 막힐 때에도 잘 듣는다.

이런 증상이 어깨와 손에 걸쳐 나타날 때에는 관충(關衝) 혈을 다스림과 동시에 목에서 어깨에 걸쳐 있는 삼초경을 따라서 마사지나 지압, 또는 헤어드라이어 등으로 따뜻하게 해 주면 한층 효과가 빠르게 나타난다.

관충(關衝)의 관(關)은 문을 닫다, 묶다, 관통하다, 또는 막는다는 등의 뜻으로 쓰이는데 약손가락과 통한다는 뜻이라고도 한다. 충(衝)은 끝머리·말단이라는 의미로, 관충(關衝)이라 하면 약손가락 끝에 있는 경혈이란 뜻이다.

113. 양지(陽池) 팔의 통증이나 정력 증강에 효력이 있는 경혈

손바닥을 아래로 하고 힘껏 뻗쳐 보면 가운뎃손가락과 약손가락의 위쪽 손등의 중앙에서 손목의 바깥쪽 손등의 주름 가운데 우묵한 곳에 **양지**(陽池) 혈이 있다.

이 경혈은 팔이 아프거나 팔이 아파서 팔의 힘이 쭉 빠졌거나 정력이 매우 약해졌을 때 잘 듣는 곳인데, 무엇보다 중요한 것은 이 곳이 삼초경(三焦經)의 원혈(原穴)이라는 사실이다. '삼초의 허실(虛實)은 모두 이 곳에 나타난다.'고 하여 삼초경의 기능이 왕성한가 또는 약해져 있는가 하는 증상들은 모두 이 **양지**(陽池) 혈에서 판별되기 때문인 것이다.

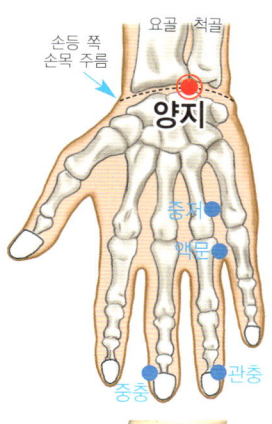

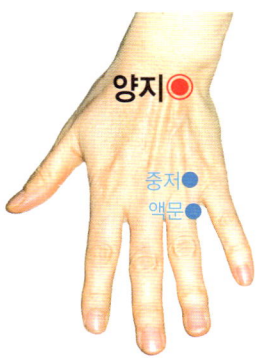

침구(鍼灸)를 연구하는 옛날의 한 학파는 **양지**(陽池)는 매우 중요한 경혈 중의 하나인데 그 중에서 특히 왼쪽의 팔에 있는 **양지**(陽池) 혈이 더 중요하다고 말하고 있다.

그 예를 자세하게 들어 보면, 한방에서는 옛날부터 '인남면(人南面)하면 좌(左)가 양(陽)이다.'라는 원칙이 있다. 임금이 남쪽을 향하여 신하와 대면한다고 하여 임금이 나라를 다스리는 일, 즉 '천자(天子)가 남면(南面)하다'는 말과 같이 중국이나 우리나라 등 동양의 모든 주요 건물들이 남쪽을 향하고 있는데, 이는 남(南)이 바로 양(陽)일 뿐만 아니라 가장 왕성(旺盛)한 방향이라는 것이다. 이를 근거로 '남쪽으로 향하는 것이 곧 좌(左)가 양(陽)이다' 라고 말한다.

　저절로 사람이 남쪽을 향하면 왼손은 동쪽을 향해 태양이 떠오르는 양(陽)의 방향에 해당되므로 왼손이 중요시된다고 본 것이다. 물론 지나치게 이러한 이론에 구애받을 필요는 없다.

　양지(陽池) 혈은 또한 별양(別陽) 혈이라고도 부른다.

114. 외관(外關) 이농(耳膿)·난청을 치료해 주는 경혈

심포경의 경혈 가운데 **내관**(內關) 혈이 있는데 이에 상응한 효과를 내는 것이 바로 이 **외관**(外關) 혈이다. 이 경혈은 특히 삼초의 병으로 옛날부터 알려진 이농(耳膿)이나 난청(難聽)의 치료에 가장 효과가 있는 경혈로 꼽히고 있다.

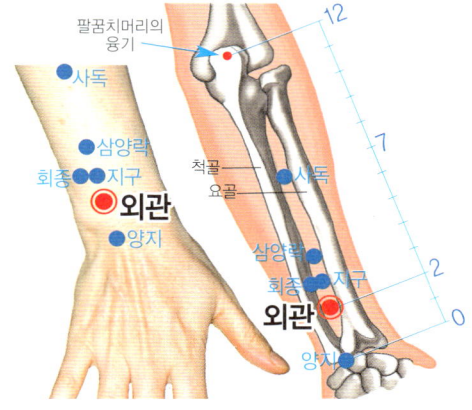

그 밖에 한방의 고전에서도 '손의 다섯 손가락이 저리듯 아프고 물건을 들 수 없을 때에 이를 고친다' 고 기록되어 있듯이, 중풍으로 손발이 아파서 전혀 움직일 수가 없을 때에도 효과가 있다.

위치는 손등 손목의 관절에서 위쪽으로 2촌 지점, 아래팔뚝 손등쪽의 중간에 세로로 이어진 큰 근육의 중간에 있다.

앞에서 말한 증상이 일어나면 이 **외관**(外關) 혈과 더불어 **지구**(支溝) · **회종**(會宗) · **삼양락**(三陽絡) · **사독**(四瀆) 등의 경혈을 함께 병용하면 효과가 더욱 크다.

위치를 잘 몰라도 하나하나의 경혈에 지나치게 신경 쓰지 말고 어깨나 팔꿈치에서 약손가락의 끝으로 이어지는 선을 따라 굳은 근육과 피부를 만져 보거나 눌러 보아서 특별히 찌릿찌릿한 반응이 나타나거나 통증이 강하게 느껴지는 부위를 집중해서 치료하면 된다.

115. 천정(天井) 상기(上氣)에 잘 듣는 경혈

이 경혈은 '수소양(手少陽)의 맥이 들어가는 곳, 합(合)을 이룬다.'라고 이르고 있어 삼초경(三焦經)의 본류(本流)로 합류되는 경혈, 즉 삼초경의 작은 흐름이 모여서 큰 바다와 같은 흐름에 합류되는 장소라는 뜻이다.

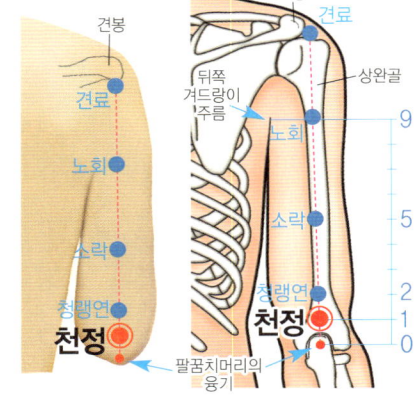

천정(天井)의 천(天)은 하늘이라는 뜻이고 정(井)은 우물이므로, 샘물이 솟구쳐오르는 곳, 또 천부(天賦)에 통하는 경수(經水)가 흘러나오는 곳이라는 뜻이다.

위치는 팔꿈치의 융기에서 1촌 올라가 우묵한 곳에 있다.

뇌충혈로 열이 오르는 상기(上氣) 상태일 때, 눈꼬리가 아플 때, 귀가 잘 들리지 않을 때, 목구멍이 아플 때, 기침이 나올 때, 가슴의 동계(動悸)가 가라앉지 않을 때, 어깨로부터 위팔뚝에 이르는 삼초경의 경로가 아플 때 등의 증상에 잘 활용되는 경혈이다.

이 **천정**(天井) 혈을 중심으로 **청냉연**(淸冷淵) · **소락**(消濼) · **노회**(臑會) · **견료**(肩髎) · **천료**(天髎) 혈들이 모두 목 옆부분에서부터 어깨 · 위팔에 이르는 삼초경의 경락(經絡)의 통증 또는 마비와 냉증을 제거하는 데 가장 효험이 있는 경혈로 알려져 있다.

116. 천유(天牖) 사경(斜頸)·구역질 등에 잘 듣는 경혈

이 경혈은 하악각과 같은 높이로, 유양돌기의 바로 뒤쪽 아랫부분으로 흉쇄유돌근(목빗근) 위쪽 오목한 곳에 있다.

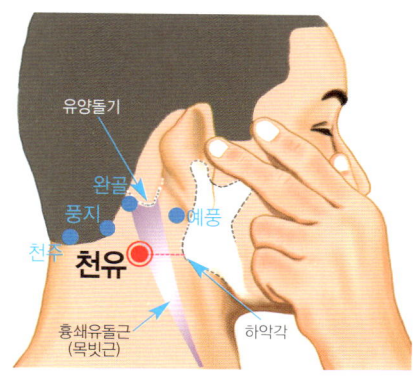

목에서부터 위쪽의 천부(天部)에는 몸뚱이와 목을 이어 주는 중요한 흉쇄유돌근(목빗근)이라는 근육이 있으며 이 근육의 안쪽으로 몸통과 머리를 잇는 혈관이나 신경들이 통하고 있다. 이와 같이 흉쇄유돌근 가까이는 인체에서도 지극히 중요한 부위이다.

이와 같은 위치적 관계에서 **천유**(天牖) 혈은 특히 사경(斜頸;목이 뒤틀려서 머리가 한쪽으로 기울어지는 병)이나 목의 통증에 활용된다. 그 밖에 이명(耳鳴;귀울림), 눈이 아플 때, 얼굴의 부종, 목덜미의 응어리, 치통 등에도 효험이 있다.

천유(天牖) 혈 주변에는 **천주**(天柱)·**풍지**(風池)·**완골**(完骨)·**천창**(天窓)·**천정**(天鼎) 등의 경혈이 모여 있는데 이들은 머리·눈·귀·이의 통증이나 어깨에서 목에 걸친 통증 또는 응어리 등에 **천유**(天牖) 혈과 같이 병용하면 효과가 증대한다.

유(牖)는 창이라는 뜻으로 빛을 받아들이는 곳, 정기가 통하는 곳이라는 의미가 된다. 이는 천부(天部-머리)에 정기를 받아들여 삼초경에 일어나는 여러 가지 증상을 치유하는 경혈이라는 뜻이 된다.

뜸을 떠서 얼굴이 붓고 눈이 잠긴 경우에는 먼저, 등에 있는 방광경인 **의희** 혈을 잡고 다음에 **천유**(天牖) 혈과 **풍지**(風池) 혈을 잡아 침을 놓으면 그 병은 낫는다.〈동인〉

117. 예풍(翳風) 두통과 현기증에 잘 듣는 경혈

삼차신경통(三叉神經痛)이라고 하여 이마에서 눈의 둘레, 뺨으로부터 턱에 이르기까지 통증이 계속되는 병이 있다. 이 병에 가장 효과가 있는 경혈이 **예풍**(翳風)이다.

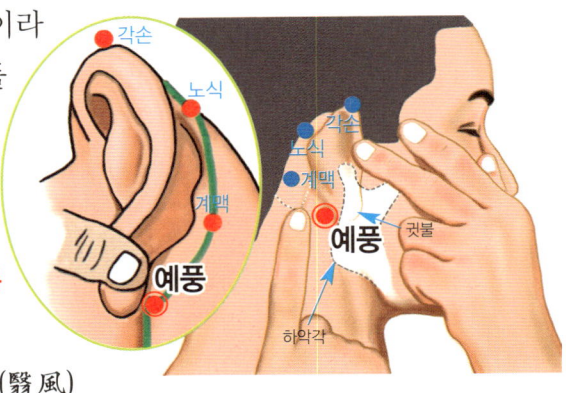

침구사나 한의사가 **예풍**(翳風) 혈에서 머리의 맨 꼭대기에 있는 **백회**(百會) 혈을 향해 침을 비스듬히 찌르면 순간 고막에 강한 자극을 주어 잠시 동안 귀가 들리지 않게 되지만 다시 침을 깊이 찌르고 한동안 있으면 얼굴의 통증이 가라앉는다.

그리고 현기증이 날 때와 배나 자동차 등을 탔을 때 일어나는 멀미도 이 곳을 누르고 있으면 낫는다. **예풍**(翳風) 혈은 귓볼과 유양돌기 사이에 있는 움푹 패인 곳으로, 입을 벌리면 쏙 들어가는 곳이다. 이 곳을 엄지손가락이나 집게손가락으로 문지르면서 가볍게 누르면 '찡' 하고 통증이 느껴진다. 이 곳도 삼차신경뿐만 아니라 머리에서 얼굴에 걸쳐 일어나는 여러 가지 증상에 효과를 본다.

삼초경은 내행(內行)하던 경맥이 이 **예풍**(翳風) 혈에서 비로소 외행(外行)이 되어 **계맥**(契脈) · **노식** · **각손**(角孫) · **이문**(耳門) · **화료** 등의 경혈로 이어지면서 귀를 둘러싸고 있다. 이들은 모두 난청 · 이명(耳鳴) 등의 주요 치료 혈로 알려져 있다.

최근에는 중국에서 귀가 들리지 않는 많은 어린이들이 이 곳에 침을 놓아 치유되었다고 한다.

11) 담경(膽經)

- 두규음
- 동자료
- 견정
- 일월
- 경문
- 거료
- 양릉천
- 족규음

담경膽經

11) 담경(膽經)

기름기를 즐겨 먹는 사람은 담낭(膽囊)이 나쁘다

이번의 경맥은 담(膽;쓸개)의 장(臟)을 지나는 담경(膽經)의 해설이다. 담의 장이란 현대 의학에서는 담낭을 가리킨다. 옛날 책에는 '담(膽)의 부(腑)는 그 모양이 호리병박처럼 생겼는데, 간(肝)의 장(臟) 속에 숨어 있다. 등허리의 제10흉추에 붙어 있어 정즙(精汁)을 3홉 가지고 있으며 그 즙의 맛은 쓰다. 담은 간의 부(腑)로서 목(木)에 속한다.'고 기록되어 있다. 즉, 간과 더불어 오행(五行)의 목(木)에 속해 '간담(肝膽)은 상응한다.'는 말과 같이 간과 담은 표리일체(表裏一體)가 되어 간의 작업을 돕고 있는 기관이다.

이 담을 지나는 경맥, 즉 담경(膽經)은 아주 넓은 범위를 흐르고 있기 때문에 그 효용도 넓은 범위에 미치고 있다. 두통이 날 때, 목을 옆으로 돌리면 옆머리에서부터 목의 아랫부분에 이르기까지 아플 때, 겨드랑이 아래나 옆가슴이 아플 때, 무릎과 장딴지의 바깥쪽이 아플 때 등의 이른바 몸의 측면에 통증이 있을 때 효능이 있다.

또한 얼굴이나 피부가 원인 모르게 푸석푸석하고 탄력이 없을 때,

귀에서 목에 걸쳐 임파선염 같은 부종이 생길 때, 발의 바깥쪽이 열이 나서 뜨거울 때, 네째발가락이 아플 때 등의 증상에 잘 듣는다.

 이와 같은 담(膽)의 부(腑)나 담경(膽經)의 병을 가진 사람을 구별해 내려면 외견상으로 우선 다음과 같은 특징을 눈여겨 보아야 한다.

 눈이 푸르면서 흐리멍덩하고, 말하는 음성은 높은데 '가' 행 음을 확실히 발음하지 못한다. 그리고 봄에 새싹이 파릇파릇 돋아날 때에는 몸의 용태가 나른해지고, 음식물은 신것과 튀김·중화 요리 등의 기름기가 많은 것을 무척 먹고 싶어 한다.

 이 담경의 경락은 눈 옆의 **동자료(瞳子髎)** 혈을 시작으로 머리를 한 바퀴 돌아 목을 내려가서 가슴·배에 이르러 다리를 거쳐 새끼발가락의 **족규음(足竅陰)** 혈에서 끝나는데, 한 쪽에 44혈로 좌우 총 88개의 혈을 가지고 있지만 많이 사용하고 중요한 혈인 **동자료(瞳子髎)·두규음(頭竅陰)·견정(肩井)·일월(日月)·경문(京門)·거료·양릉천(陽陵泉)**의 7개의 혈, 즉 14개의 혈에 대해서만 설명하겠다.

118. 동자료(瞳子髎) 눈꼬리의 잔주름을 제거해 주는 경혈

동자료(瞳子髎) 혈은 두통 등, 머리 질환이나 근시·사시(斜視)·녹내장·백내장·야맹증·굴절 이상·눈의 피로·눈의 가려움증·눈물이 흐를 때·눈알이 몹시 아플 때 등, 눈의 질환에 효과가 좋다. 그 밖에 안면 근육의 경련, 눈꺼풀의 경련, 입과 눈이 한쪽으로 쏠려 비뚤어지는 구안와사에도 특효이다.

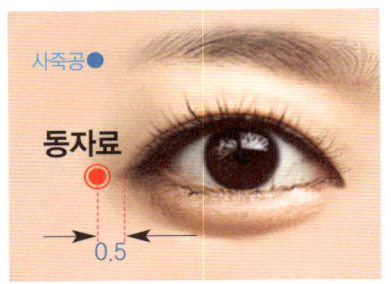

또한 눈 주위의 주름살을 펴 주는 데 매우 효과가 좋으므로 미용에도 빠져서는 안 되는 중요한 경혈이다.

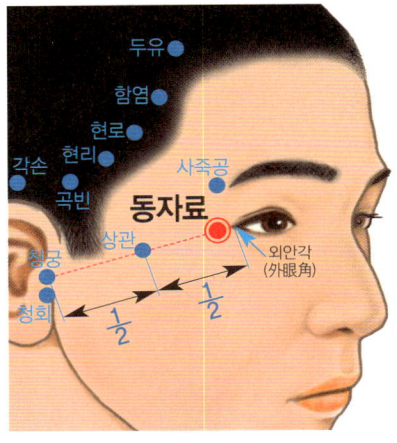

원래 이 경혈은 귀의 바로 앞 협골의 위쪽에 있는 **상관(上關)** 혈, 귀의 앞부분의 움푹 패인 곳에 있는 **청회(聽會)** 혈, **동자료**(瞳子髎;관자놀이) 혈 위 머리카락 경계선 부근에 있는 **함염** 혈, **함염** 혈의 바로 아래에 있는 **현로** 혈, 다시 그 아래에 있는 **현리(懸釐)** 등의 경혈과 더불어 편두통이나 눈이 흐릴 때·현기증·이명(耳鳴)·얼굴의 마비·신경통, 특히 삼차신경(三叉神經)의 경련이나 삼차신경 마비라고 하여, 옆이마로부터 턱에 이르는 근육의 경련이나 마비 등의 치료에 빼놓을 수 없는 경혈이다.

또한 **하관(下關)** 혈과 병행하여 치료하면 삼차신경통으로 윗니가 아플 때 뛰어난 효력을 나타낸다.

119. 두규음(頭竅陰) 현기증·이명에 잘 듣는 경혈

두규음(頭竅陰)의 규(竅)란 뼈 사이에 열려져 있는 구멍이라는 뜻으로 귀를 가리키고 있으며, 음(陰)은 바로 이 그늘, 즉 귓구멍의 뒤쪽 귓바퀴를 사이에 둔 바로 뒤쪽에 있는 경혈이라는 뜻이다.

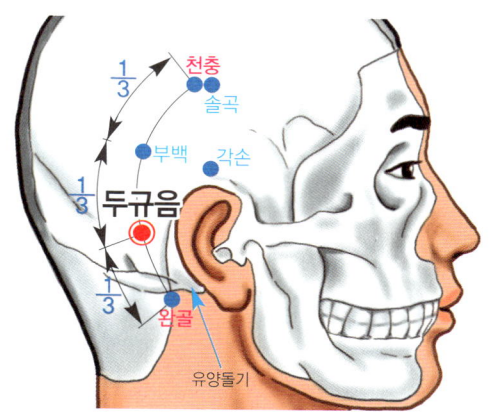

귀의 둘레에는 많은 경혈이 모여 있는데 그 가운데에서도 두규음(頭竅陰)은 옛날부터 귀에 잘 듣는 경혈로 유명했다. 가는귀가 먹었다거나 현기증·이명(耳鳴) 등의 증상이 있을 때 효과를 발휘한다. 최근 중국에서는 귀가 잘 들리지 않는 어린이들에게 이 경혈을 활용하여 많은 효과를 보고 있다고 한다.

또한 나이가 든 사람들이, 기분이 우울해지거나 쉽게 피로해지거나 귀가 어두워지기 시작했다는 등의 이야기를 하게 되는데 이 때에 이 경혈을 지압해 줌으로써 귀의 청각(聽覺)이나 몸의 상태가 매우 좋아진다. 특히 귓속에서 찡 하고 들려 오고 소리도 잘 들리지 않는 등의 증세는 혈압이 높은 사람에게 흔히 나타난다. 이는 몸의 쇠약이나 이상이 귀를 통해 나타나는 것이다. 또한 이 경혈은 담경(膽經)과 방광경(膀胱經)이 교차되는 부위에 있다. 방광은 신(腎)과 표리일체(表裏一體)를 형성하는 중요한 기관으로 신허(腎虛), 즉 정력 감퇴와 깊은 관계를 가지고 있기 때문이다.

우리 몸에는 규음(竅陰) 혈이 두 개 있는데 발의 규음(竅陰) 혈(족규음 혈)과 구분하기 위해 머리에 있는 규음(竅陰)이라 하여 두규음(頭竅陰)이라 이름 붙였다.

120. 견정(肩井) 어깨의 응어리를 치료해 주는 경혈

뒷머리가 무거울 때, 목에서 어깨에 걸쳐 뻐근할 때, 눈이 피로할 때, 이명(耳鳴), 치통이 있을 때, 어깨에서 팔뚝에 걸쳐 통증이 올 때, 위장의 상태가 나쁠 때, 감기 기운이 있고 뼈마디가 쑤실 때 등의 증상에 반드시 처치해 주어야 하는 경혈이 있다면 바로 **견정(肩井)** 혈이다. 위치는 목덜미 밑에서 어깻죽지 끝 중간에 있다.

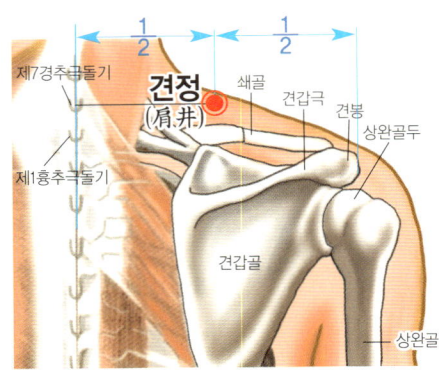

특히 잠을 잘못 자서 아플 때, 어깨가 뻐근할 때, 견갑통(견관절주위염), 후두골의 신경통 같은 통증, 고혈압 등의 증상에 잘 듣는다.

'어깨의 샘'이라고 불리며 어깨를 흐르는 경수(經水)가 솟아오르는 샘이라는 뜻이다. 혈압이 높은 사람이나 항시 목의 뒷덜미에서 어깨에 걸쳐 쑤시는 병에 고통받는 사람들은 편안히 누워서 이 **견정(肩井)** 혈에 지압을 받으면 매우 좋은 효과를 본다. 한방에서는 목덜미에서 어깻죽지에 이르는 지압의 손기술을 견정술(肩井術)이라고 하여 이 경혈을 중심으로 시술하는 것을 이르고 있다.

다만 너무 강하게 주무르거나 두드리는 것은 좋지 않다. 특히 혈압이 높은 사람의 경우에는 주의를 요하고 있다. 옛날부터 '초심자가 이 경혈을 치료할 때는 주의를 요한다.'고 말하고 있는데 이는 전문적인 치료사일지라도 이 경혈에 대한 침 치료에는 신중을 기해야 하기 때문이다.

121. 일월(日月) 담낭(膽囊)의 병을 치료해 주는 경혈

일월(日月) 혈은 정중선에서 양 옆으로 각각 4촌, 젖꼭지 아래 세 번째 갈비뼈 끝 제7늑간 부위에 있다.

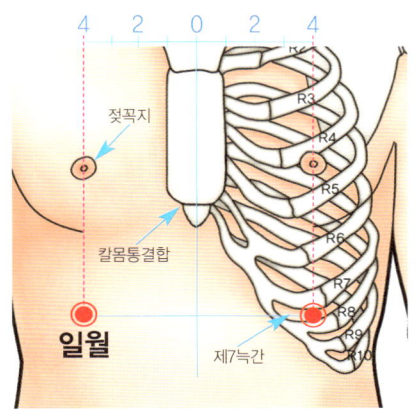

이 경혈은 담경(膽經)의 기(氣)가 복부로 내려가는 곳이어서 가슴에서 배에 걸쳐 심한 통증으로 견딜 수 없을 때나 숨을 잘 쉴 수가 없을 때에 효과를 볼 수 있다. 일명 신광(新光)이라고 부르는데 담(膽)의 모혈(募穴)이다.

등허리에 있는 방광경(膀胱經)의 **담유**(膽兪) 혈과 이 **일월**(日月) 혈을 이용하여 담의 기능을 조사하는 경혈로 많이 활용한다. 그 밖에 지방의 소화를 돕는 담즙을 일시 저장하는 담낭의 이상을 조사할 때도 이 경혈이 사용된다.

이 조사를 하는 방법을 우선 침대에 반듯이 천정을 보고 누워 입을 벌리고 힘을 빼고 편안한 상태로 있는다. 그리고 양쪽 엄지손가락으로 옆구리에 있는 늑골 근처를 가슴 쪽을 향하여 살짝 누르고 있는다. 천천히 크게 숨을 들이마셔 보았을 때 오른쪽 옆구리를 누르고 있는 엄지손가락 부위에 통증이 느껴지면 담낭에 무엇인가 이상이 있다고 생각해도 좋다.

이는 혼자서도 할 수 있는 방법이므로 잠자리에 들 때 가끔 자기 몸의 진단에 활용해 보자.

122. 경문(京門) 위장의 용태를 고르게 해 주는 경혈

가슴에서 옆구리에 걸쳐 막혀서 답답할 때, 뱃속이 부글부글 끓으면서 설사가 날 때, 소화가 잘 되지 않아 트림이 나고 토할 것 같으며 가슴이 쓰릴 때, 어깨로부터 어깨뼈 사이 부위에 걸쳐 뻐근하며 때때로 심한 통증이 올 때 등의 증상은 이른바 신허증(腎虛症)으로, 한방에서는 신(腎)의

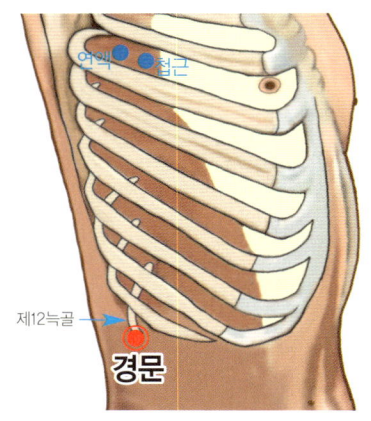

기능이 약해져서 일어나는 것으로 풀이한다. 이럴 때 사용되는 경혈이 바로 **경문**(京門)이다.

이 경혈은 신(腎)의 모혈(募穴)로 신(腎)의 기능과 용태를 점검하는 경혈로 자주 사용되고 있는데, 인간의 선천적인 원기를 공급해 주는 신장의 위험 신호를 알려 주는 경혈로서 매우 중요시되고 있다.

경문(京門) 혈은 제12늑골의 앞쪽 끝머리에 있으므로 반듯이 누워 보면 그 부위를 찾기가 힘들다. 때문에 정확하게 이 경혈을 찾으려면 바른 자세로 앉거나 엎드려 누워 있어야 한다. 등허리에서 제일 아래에 있는 늑골을 따라 내려가면 옆구리에 와서 이 늑골이 끝나게 된다. 이 늑골이 제12늑골이며, 바로 이 늑골 끝 부위에 있다.

경문(京門)이라는 말의 유래는 군주(君主)가 거처하는 서울의 문, 즉 선천적인 원기(元氣)의 좌(座=腎 ; 신)에 사기(邪氣)가 출입한다는 데서 나온 이름이라고 한다. 일명 기부(氣府)라고도 부른다.

123. 거료(居髎) 발과 무릎의 피로를 풀어 주는 경혈

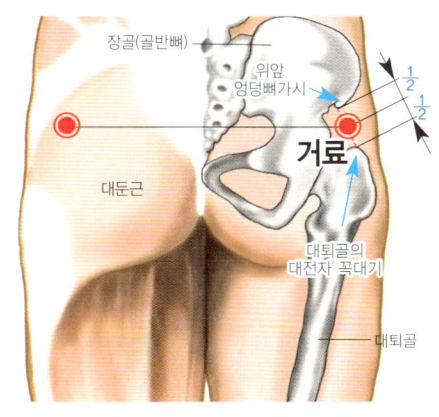

거료(居髎)는 엉덩이 부위로서 찾기가 좀 어려운데, 옆으로 누웠을 때 위앞엉덩뼈가시와 대퇴골의 대전자 꼭대기를 연결하는 선의 한가운데에 있다.

피로해서 무릎이 아플 때, 발이 나른하고 무거울 때, 좀 땅기는 듯한 느낌이 올 때 등의 증상에 **거료**(居髎) 혈을 지압하면 큰 효과를 보기도 한다. 그 밖에 하복부가 땅기면서 아플 때, 허리에서 다리, 또는 어깨에 이르기까지 이어지는 통증 등과 일반적으로 좌골신경통인 허벅지의 뒤쪽에서 하퇴부의 바깥쪽에 걸쳐 잡아당기는 듯이 엄습해 오는 통증 등에 잘 듣는다. 이럴 때 이 **거료**(居髎) 혈을 양손의 엄지손가락으로 몸의 중심을 향해 힘껏 지압을 하면 통증이 풀린다.

걸어다니는 것과 관계가 깊은 좌골신경통에 증상이 발생하면 발목·무릎·발의 관절들이 제대로 움직일 수 없게 되어 저절로 그 여파가 요통이 되어 둔부의 근육에 나타나게 마련이다. 이러한 이치에서도 이 **거료**(居髎) 혈이 대단히 중요하다.

요통은 여러가지 원인에서 나타나는데 요통좌골신경증후군이라 하는 증상, 특히 허리에서 다리에 걸쳐 일어나는 통증은 그 많은 요추의 변형이 원인이 되는 경우가 많으므로 항상 운동을 하여 미리 예방과 조심을 해야 한다

124. 양릉천(陽陵泉) 상열(上熱)·하한(下寒)에 좋은 경혈

양릉천(陽陵泉) 혈은 옛날부터 '소양(少陽)의 맥이 들어가는 곳으로, 그 곳에서 합(合)을 이룬다.'고 전해 올 만큼 중요한 경혈로 알려져 있다. 《영추(靈樞)》라는 한방의 고전에서도 '병이 악화되어 고질병이 된 것은 이를 음(陰)의 능천(陵泉)에서 잡고, 병이 심하여 밖으로 나와 있는 것은 이를 양의 능천(陵泉)에서 잡아야 한다.'고 기록되어 있듯이 이 경혈의 활용 방법을 알려 주고 있다.

즉, 배꼽의 윗부분에서 냉(冷)이 주가 된 음(陰)의 증상들이 발병했을 때는 음릉천(陰陵泉) 혈을 활용하여 치료해야 하고, 발열·부종·통증 등 바깥으로 증상이 나타났을 때에는 양릉천(陽陵泉) 혈을 활용하여 치료해야 한다는 뜻이다. 위치는 무릎 아래 종아리 위쪽, 경골과 비골이 만나는 바깥쪽의 우묵한 곳에 있다. 음릉천(陰陵泉) 혈은 반대로 다리의 안쪽에 있는데 양릉천(陽陵泉) 혈과는 대칭을 이루고 있다. 한방에서는 흔히 상하병(上下病)이라는 용어를 쓰는데 이는 상반신과 하반신의 병의 증상이 전혀 틀릴 때 쓴다.

예를 들면 상열(上熱)·하한(下寒)의 증상, 반대로 상한(上寒)·하열(下熱)의 증상 등이다. 이러한 경우 '상반신의 병증은 하반신의 경혈로 잡는다.'는 것이 치료의 원칙이다. 이와 같이 인간의 몸에 있어서 상하가 이화(異和), 즉 증상에 여러 가지 변화가 올 때 이들의 증상을 제거하는 경혈로서 양릉천(陽陵泉) 혈은 옛날부터 중요하게 여기고 있다는 것을 알게 한다.

12) 간경(肝經)

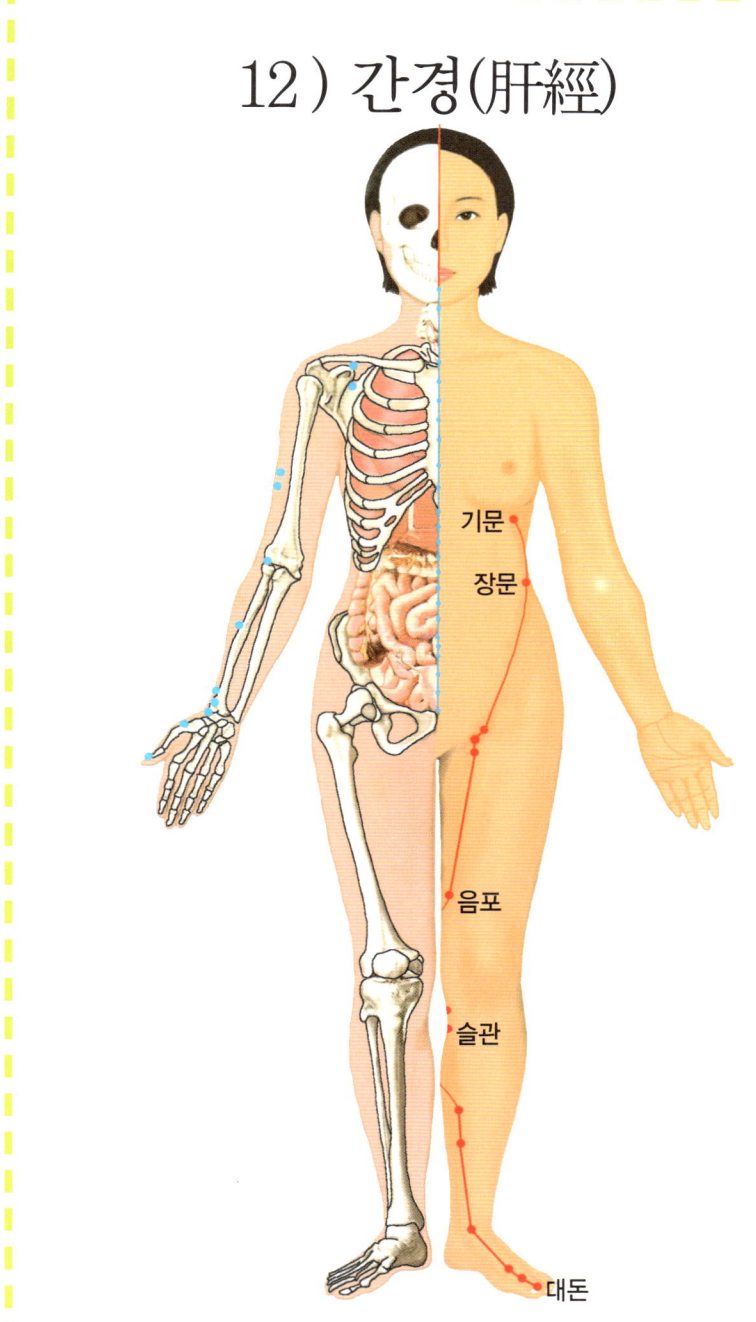

12) 간경(肝經)

성기(性器)의 통증은 간(肝)에 원인이 있다

 12경맥(經脈)의 마지막은 간경(肝經)이다. 좀더 자세히 말하면 족궐음간경(足厥陰肝經)이라고 말하지만 한의학에서 이르는 간의 장(臟)은 서양 의학의 간장(肝臟)과는 좀 다른 여운을 가진다. 한의학에서는,

> '간(肝)의 장(臟)은 제9흉추에 붙어 있는데 빛깔은 푸르며 모양은 잎과 같고 왼쪽 옆구리에 3장이 있으며 오른쪽 옆구리에 4장이 있다. 간의 부(腑)는 담(膽)으로 목(木)에 속하며 모려(謀慮)의 장기이다'

라고 설명하고 있다.

 그리하여 간(肝)을 심(心;마음)의 더 깊숙한 곳에 있는 심근(心根)이라고 생각하여 '간이 크다' 거나 간덩이가 부었다' 는 등의 말로 표현하여 간의 기능을 확대 해석까지 했다.

 하여튼 간(肝)은 신(腎)과 더불어 인간의 생명 전체를 움직이는 기능을 갖고 그 역할을 수행하는 장기로서 취급되어 왔다는 사실만은 잊지 말아야 한다.

이와 같이 중요한 장기를 거치는 경맥(經脈)에만 나타나는 증상도 육체적인 면과 정신적인 면이 모두 포함되어 있다. 얼굴이 어딘지 모르게 좋지 않을 때, 목이 마를 때, 가슴이 답답할 때, 토하고 싶을 때, 설사를 자주 할 때, 가운뎃발가락의 발톱 끝이 아플 때, 한기(寒氣)가 올 때, 열이 날 때, 여성인데 허리가 아플 때, 밤에 특히 소변을 보기 힘들 때, 엉덩이에서 음부에 걸쳐서 통증이 올 때 등이 신체적인 주증상이고, 한편 정신이 조급한 상태이거나 결단력이 부족한 감정이나 의지에도 깊은 관련을 갖고 있다.

이들 증상군 가운데에서도 특히 간경(肝經)은 남녀의 성기를 거친다는 사실에서 성기의 증상을 조사하고 이에 효험이 있는 경혈도 많다는 사실이다.

제9늑골의 앞쪽 끝에 있는 **기문(期門)** 혈에서는 또 다른 한 가닥의 지맥(枝脈)이 갈라져 이것이 모든 12경맥의 시발(始發)인 폐경(肺經)에 이어지고 있다. 이리하여 12경맥은 모두 연결이 되어 인간의 몸을 끊임없이 유통하고 있다는 것이 한방의 장부경락(臟府經絡)의 이론이다. 이 경맥의 경혈은 모두 14개이지만 7개의 경혈에 대해서만 설명하겠다.

125. 대 돈(大敦) 야뇨증(夜尿症)을 치료해 주는 경혈

간경(肝經)은 **태돈(太敦)** 또는 **대돈(大敦)**이라고 불리는 경혈에서 시작한다. 돈(敦)이라는 글자는 막힌다는 뜻을 가지고 있기 때문에 경맥 안을 흐르는 경수(經水)가 크게 막히어 유통(流通)이 어려워진 곳이 **대돈(大敦)** 혈이다. 이는 비경(脾經)의 **대도(大都)**에 대응되는 경혈로서 일명 수천(水泉)이라고도 하고 '족궐음(足厥陰)'의 맥이 흘러 나오는 곳의 샘이 된다'는 뜻으로 옛날부터 중요한 경혈로 취급되었다.

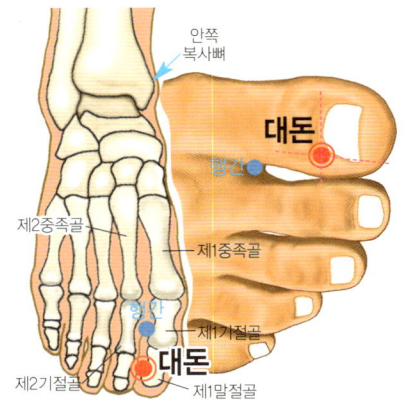

그 위치는 발의 엄지발가락 바깥쪽(두번째발가락 쪽) 발톱 뿌리의 수평선과 바깥쪽 모서리의 수직선이 만나는 곳에 있으며 병증이 생겼을 때 이 곳을 살짝 눌러 주기만 해도 민감하게 반응이 일어난다.

야뇨증 외에도 배의 옆구리에서 하복부, 하퇴부 안쪽에 걸친 통증 등에 효과가 있을 뿐만 아니라 부인과 질병인 자궁 탈수, 월경 불순, 자궁 출혈 외에 남성의 질병인 고환이 붓거나 아플 때, 발기 부전, 성기가 고장났을 때도 잘 듣는다.

이와 같은 증상에 효과가 있는 경혈로서는 발의 엄지발가락과 둘째발가락 사이에 있는 **행간(行間)** 혈을 **대돈(大敦)** 혈과 같이 이용하면 효과가 더욱 좋다.

126. 태충(太衝) 모든 기혈의 순환을 도와 주는 경혈

태충(太衝) 혈은 발의 합곡(合谷)이라고 불리는 만능 경혈로, 갱년기 장애를 완화하고 간장의 기능을 향상시키는 효과가 있는 족궐음경(足厥陰經)의 유혈이다. 유명한 혈자리로 알려진 사관혈(四關穴)이란 **태충**(太衝) 혈과 **합곡**(合谷) 혈의 좌우 4개의 혈을 말하는데, '4개의 빗장'이라는 뜻이다.

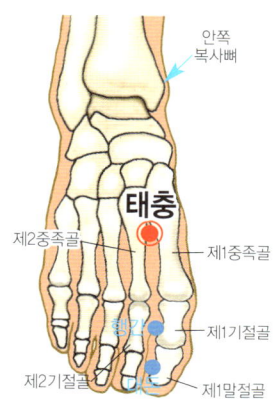

이 경혈은 소화기계의 질환을 치료하는 사관혈(四關穴)로서 모든 기혈의 순환을 도와 주므로 순환기계 질환, 자궁 질환, 신경계 질환, 간 질환에 효과가 있다. 따라서 간 기능 장애, 황달, 눈의 질환, 고혈압, 두통, 현기증, 정신착란, 딸꾹질, 소아 경풍, 구안와사, 이명(耳鳴), 난청, 시력저하, 만성 간염, 장염, 위통, 하복부의 통증, 배가 더부룩할 때, 젖앓이, 신장염, 소변 불리, 요실금, 전립선염, 요도염, 고환염, 자궁 출혈, 음부가 가렵고 아플 때, 하지궐냉(下肢厥冷) 등에 효과가 있다.

이 **태충**(太衝) 혈은 간경(肝經)의 원혈이기도 한데, 만능 경혈로서 일일이 열거하기가 어려울 정도로 많은 효력을 발휘하므로, 평상 시에도 걸상에 앉아 있을 때에 신발을 벗은 다음 다른 쪽 발뒤꿈치로 발등의 제일 높은 부분에서부터 엄지발가락과 두번째발가락 사이를 약간 세게 훑어내리거나 두드려 주면 건강에 많은 도움이 된다.

127. 슬관(膝關) 스테미나를 넣어 주면서 무릎의 통증을 고쳐 주는 경혈

슬관(膝關)이란 간경(肝經)의 경맥이 발의 아랫부분에서 무릎[膝(슬)]으로 들어가는 관문(關門)이라는 의미를 가지고 있으며, 무릎의 질병을 치료한다는 뜻에서 이런 이름이 붙었다.

간경(肝經)은 발의 안쪽 복사뼈 끝에서 앞으로 조금 나가서 우묵한 곳에 있는 **중봉**(中封) 혈, 발의 안쪽 복사뼈의 위쪽 5촌 지점에 있는 **여구** 등의 경혈을 거쳐서 **슬관**(膝關) 혈로 들어간다. 위치는 무릎의 안쪽 구부러지는 곳에서 2촌 내려온 곳이다.

무릎의 통증이나 목이 부어 아플 때 자주 이용되며 남녀의 성욕 감퇴, 또는 여성의 생리불순 등에도 효과가 있다. 이 경혈의 바로 위에, 즉 슬관절의 안쪽 구부러지는 곳의 우묵한 곳에 무릎이 구부러지는 곳의 경수(經水)가 흘러나온다는 샘인 **곡천**(曲泉) 혈이 있다. 무릎에 사기(邪氣)가 멈추었을 때 이 곳을 치료하여 맑은 경수(經水)를 솟아나게 함으로써 사기(邪氣)를 몰아내는 것인데 **슬관**(膝關) 혈과 함께 치료하면 더욱 효과를 볼 수 있다.

특히 나이가 들어서 나타나는 통증인 변형성 슬관절에는 **슬관**(膝關) 혈과 **곡천**(曲泉) 혈을 가볍게 누르기만 해도 격렬한 통증의 반응이 온다. 이럴 때 이 두 경혈에 작은 뜸을 뜨면 신통하게도 통증이 사라진다.

128. 음포(陰包) 정력 감퇴와 생리불순에 잘 듣는 경혈

이 경혈은 허벅지 안쪽으로, **곡천(曲泉)** 혈 위 슬개골 끝 모서리 위쪽에 있다. 좀 더 자세히 설명하면, 넓적다리 안쪽 면 슬개골 모서리 끝에서 위쪽으로 4촌 지점으로, 넓적다리 근육이 갈라지는 사이에 있다.

음포(陰包) 혈은 글자가 가리키고 있듯이 남녀의 성(性)을 가리키는 음(陰)을 싸

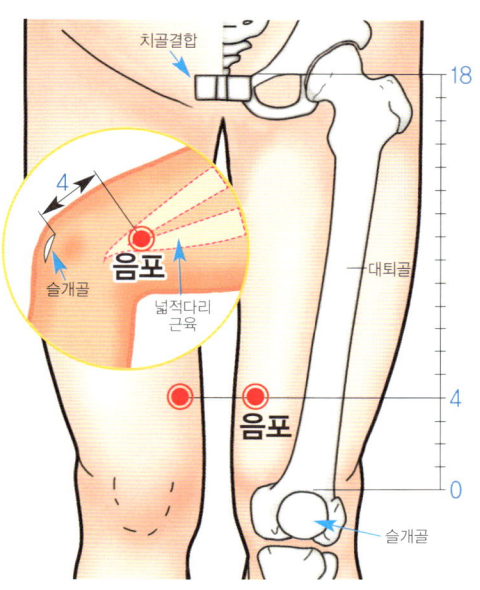

고 있기 때문에 다른 간경(肝經)의 경혈과 더불어 생식기의 여러 가지 증상에 효과가 좋다. 특히 여성의 생리(生理)가 고르지 못할 때, 소변이 잘 나오지 않을 때, 또는 자기도 모르게 소변이 나올 때(요실금), 허리가 아플 때, 하복부가 아플 때, 피로감이 올 때, 발이 아프거나 마비가 올 때, 발이 차가울 때 등, 소위 한방에서 말하는 간허증(肝虛症)에 잘 듣는 경혈이다.

다리의 안쪽 근육이 딱딱하게 굳어지면서 땅기는 느낌이 오고 발이 차가우며, 허리의 통증 등의 증상이 나타나면 모두 정력 감퇴의 증거이다. 이럴 때는 목욕탕이나 화장실 욕조의 따뜻한 물 속에서 **음포(陰包)** 혈을 중심으로 이 간경(肝經)의 경락을 잘 마사지하고 또한 지압을 계속하게 되면 간허증(肝虛症)은 치유될 수 있다.

129. 음렴(陰廉) 생리(生理) 이상을 치료해 주는 경혈

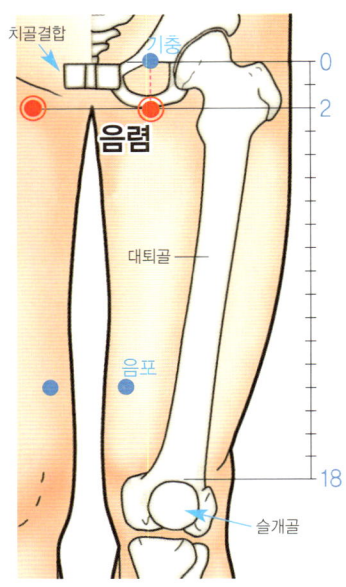

음렴(陰廉)의 염(廉)이란 구석이란 뜻으로 음기(陰氣), 즉 생식기가 있는 구석에 위치한 경혈이란 뜻이 된다. 이 경혈은 음부의 구석에 있으며, 음부의 병을 치료하는 경혈이다. 이 경혈의 위치는 **기충(氣衝)** 혈에서 아래쪽으로 2촌 지점인데, 양쪽 넓적다리 안쪽에 있으므로 음렴(陰廉)이라고 이름이 지어졌다.

고전(古典)에 '부인의 불임(不姙)을 고치며, 하복통과 발의 냉증을 없애 준다. 뜸을 3장 뜨면 반드시 자식을 가진다.'고 씌어 있는데, 옛날부터 자식을 낳지 못하는 병에 뜸으로 치료하는 경혈로 알려져 있다.

하지만 실제로 뜸을 뜨기에는 좀 어려운 장소이다. 여러 한의사의 이야기를 들어 보면 음렴(陰廉) 혈에 뜸을 놓아 보지 못했으며 다만 불임증을 치유한다기보다는 생리 이상을 바로 잡는 경혈로 보는 것이 정답이라고 말을 하고 있다.

생리 이상에는 이 경혈 외에 **신유(腎兪)·상료·차료·중료·거궐(巨闕)·태계(太谿)·음포(陰包)** 등의 경혈과 같이 사용하면 더욱 효과가 증대된다. 그 밖에 허리가 시리고 아랫배가 부을 때에도 잘 듣는다.

130. 장문(章門) 가슴과 옆구리의 통증을 없애 주는 경혈

장문(章門)은 제11늑골의 앞쪽 끝에 있는 경혈이다. 반듯이 누워서 목덜미 아래에 있는 커다란 어깨뼈, 즉 쇄골 아래에서부터 시작되는 늑골을 위에서 차례로 세어 보면서 내려가면 여섯 번째부터는 조금씩 짧아진다. 그리하여 짧아진 앞 끝을 계속해서 세어 내려가면 점점 옆구리 쪽으로 돌아가게 된다. 옆구리 쪽으로 완전히 가기 전의 늑골이 제11늑골이며 이 앞쪽 끝부분이 장문(章門)이라는 경혈이다.

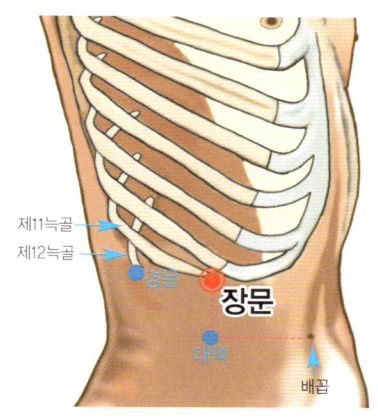

장(章)이란 명확하다는 뜻이고 문(門)은 병사(病邪)가 출입하는 문이라는 뜻이므로, 장문(章門) 혈이란 사기의 출입을 확실히 알 수 있는 경혈이라는 것이다. 더욱이 간경(肝經)의 경혈이면서 비경(脾經)의 모혈(募穴)도 동시에 되고 있으므로 췌장의 기능이나 상태를 조사하는 경혈도 된다는 것이 재미있는 사실이다.

이 경혈은 가슴으로부터 옆구리에 걸쳐서 통증이 올 때, 장이 울리면서 소화가 안 될 때, 토하고 싶을 때, 그리고 손이 가끔 뻣뻣해질 때, 팔다리가 나른해서 움직이기 싫을 때 등의 증상에 효과가 있다. 어린 아이들이 젖을 토하거나 설사를 할 때도 잘 듣는다.

《천금방(千金方)》에 '혈뇨(血尿)가 나올 때 장문(章門) 혈에 뜸을 100장 뜨면 낫는다' 고 기록되어 있다. 이 뜻은 소변에 피가 섞여 나오는 증상 등에도 효험이 있다는 뜻이다.

131. 기문(期門) 가슴과 옆구리의 통증을 없애 주는 경혈

기문(期門) 혈은 젖꼭지에서 똑바로 아래 두번째 갈비뼈 끝으로 정중선에서 4촌 지점에 있으며 제6늑간에 해당된다.

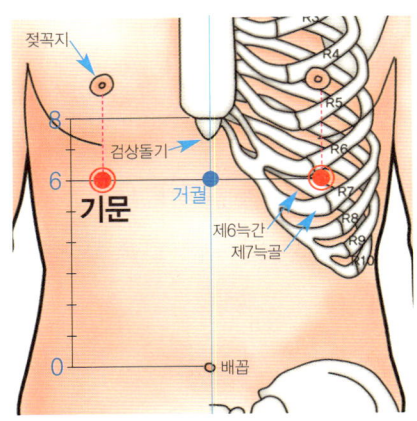

간경(肝經)의 13개 경혈 중에서도 간경의 모혈(募穴)인 중요한 경혈이다. 컴퓨터 게임이나 작업을 하느라 밤새도록 잠을 자지 못했거나 또는 과음을 한 다음 날에는 간(肝)에 울혈이 일어나 정력이 뚝 떨어져 버린다. 이럴 때 이 경혈을 위로 올리듯이 가볍게, 그리고 천천히 누르면서 크게 깊은 숨을 들이마시면 제법 큰 통증을 느끼게 된다. 이는 이미 간에 울혈이 일어난 증거이므로 이 경혈의 부위를 마시지하고 지압하여 굳은 것을 부드럽게 풀어 주어야 한다. 그러면 숨도 편하게 쉴 수 있게 되고 정력도 회복하게 된다.

그 밖에 불면증, 가슴과 옆구리가 아플 때, 식욕 부진, 산후(産後)의 여독(餘毒), 음식물이 내려가지 않아 가슴이 답답할 때 등의 증상에도 기문(期門) 혈을 지압하면 잘 듣는다.

또한 이 곳은 비경(脾經)의 태음(太陰), 간경의 궐음(厥陰), 기경(奇警)의 음유맥(陰維脈)이 서로 교차되는 곳이기 때문에 음기(陰氣)가 모여드는 곳으로 알려져 왔다. 음기란 한기(寒氣)를 뜻하는 것으로, 급성의 열성 전염병(熱性 傳染病)에는 없어서는 안 될 중요한 경혈이다. 이런 병에 걸렸을 때 기문(期門) 혈에 침을 놓아 치유했다는 기록도 있다고 한다.

13) 독맥(督脈)

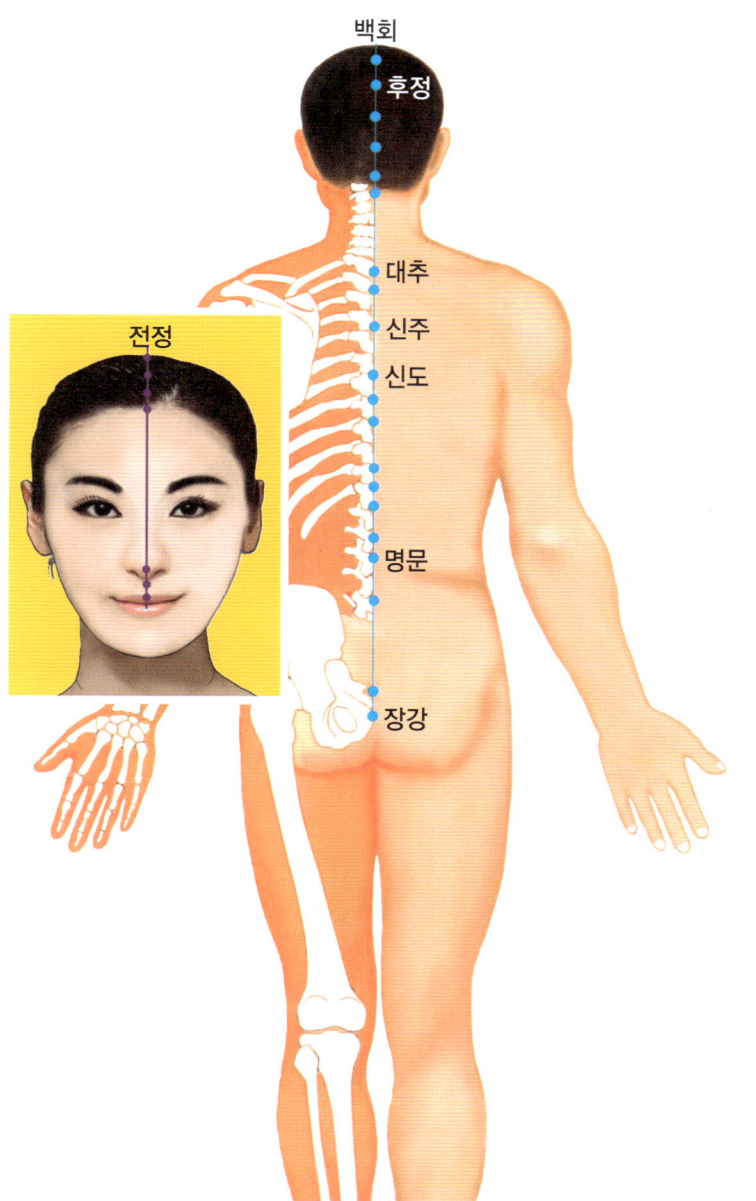

13) 독맥(督脈)

독맥(督脈)에 이상이 있으면 성기(性器)에 장애가 생긴다

　이제까지 인체를 흐르는 12개의 경맥과 이에 따른 경혈들에 대하여 설명해 왔다. 정확히 말하면 이들을 정경십이경(正經十二經)이라고 한다.

　한의학에서는 이 밖에 사람의 몸에는 기경팔맥(奇經八脈)이라고 하여 12경락을 흐르는 경수(經水), 즉 에너지가 과부족이 없이 오장육부를 유통하도록 언제나 조절하고 있는 경맥이 있다고 생각하였다. 임맥(任脈)·독맥(督脈)·양교맥(陽교脈)·음교맥(陰교脈)·양유맥(陽維脈)·음유맥(陰維脈)·대맥(帶脈)·충맥(衝脈)의 8개 경맥이 바로 그것이다.

　이들의 경맥은 인체를 흐르고 있는 12경맥을 종횡으로 또는 사행(斜行)으로 연결하여 에너지의 흐름을 원활히 조절하는 중요한 기능을 수행하고 있다. 특히 인체의 전면과 후면을 머리에서 항문까지 아래로 이어져 있는 임맥(任脈)과 독맥(督脈)은 한방에서 말하는 삼초(三焦), 즉 흉부 내장·복부 내장·골반 내장의 기능에 영향을 주는 에너지 순환계(循環系)를 조정하는 중대한 경맥이다. 이 장과 다음 장에서는 이 2개의 경맥과 이에 따른 경혈들을 설명한다.

독맥(督脈)이라는 뜻은 '뒤에서 감독한다, 보살핀다, 취급한다' 는 것으로 그 맥은 머리로부터 등·허리 항문으로 이어지는 몸통의 정중선(正中線)이다. 더욱 자세히 말하자면 성기(性器)·항문·척추·머리·코·이에 이르는 넓은 영역이다. 얼핏 몸 전체에 미치고 있다 해도 과언이 아니다. 그렇기 때문에 독맥(督脈)의 흐름이 막히면 여러 가지 증상이 일어나므로 이 경맥에 있는 경혈들을 활용하여 이러한 증상을 제거하는 것이다. 특히 머리 부위에 일어나는 질병, 성기(性器)의 장해(障害)에서 따라오는 여러 가지 증상, 소화기·호흡기 등의 다양한 증상 등에 활용한다.

예를 들어 먹은 것이 소화가 되지 않고 치밀어올라 아랫배에서 명치에 걸쳐 통증이 올 때, 몸을 앞뒤 좌우로 구부렸다 펴면 통증이 매우 심할 때, 뇌충혈로 열이 올라 상기(上氣)되었다가 갑자기 찌르는 듯한 통증이 올 때, 목이 마르고 아플 때 등의 증상에 독맥에 딸린 경혈들을 활용하고 있다.

독맥과 임맥의 경혈 가운데에서 몸의 앞쪽에 일어나는 증상들은 주로 임맥(任脈)의 경혈로 처리하고 몸의 뒤쪽에서 일어나는 증상들은 독맥(督脈)의 경혈로 치료하는 것이 원칙으로 되어 있으나 실제로 반드시 그렇지는 않다. 그리고 등허리의 근육이 굳어지는 증상, 즉 현대 용어로 말하면 강직성 척추염(强直性 脊椎炎)이나 변형성 척추증(變形性 脊椎症) 등은 '이는 나누어지는 데서 취한다.' 라고 기록되어 있듯이 독맥과 임맥이 갈라지는 곳에 있는 경혈을 중심으로 치료한다는 것을 알려 주고 있다.

이 장에서는 독맥의 경혈 가운데 가장 많이 사용되는 **장강**(長强)·**명문**(命門)·**신도**(神道)·**신주**(身柱)·**대추**(大椎)·**백회**(百會)의 6개의 경혈을 중심으로 설명한다.

132. 장강(長强) 치질이나 임병(淋病)에 특효인 경혈

독맥(督脈)은 꼬리뼈의 맨 끝에 있는 **장강**(長强) 혈로부터 시작되고 있다. 생명을 길게, 또한 강하게 보존하는 경혈이라는 데서 나온 말이며, 특히 등허리가 굳어져서 몸을 구부리기 힘들거나 변비나 치질, 어린아이의 경련, 소변불리(小便不利), 임병(淋病) 등의 증상에 잘 듣는 경혈이다.

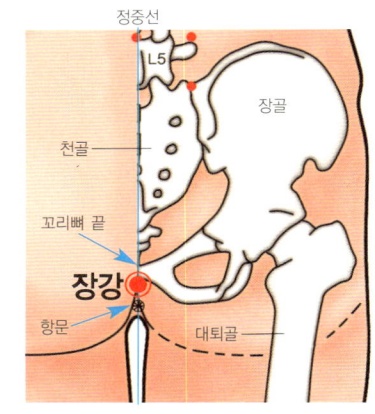

그 중에서도 두통과 치질에는 다음에 설명할, 머리 꼭대기에 있는 **백회**(百會) 혈과 같이 치료하면 효과가 매우 크다. 한방에서는 같은 두통이라도 이 독맥의 경로를 따라 앞머리에서부터 뒷머리에 걸쳐 아플 때 이를 독맥 두통이라 부르는데, 이 경우에는 **백회**(百會) 혈에서 **장강**(長强) 혈까지 이 경맥을 따라 점검하여 반응점에서 경혈을 잡는다.

그러므로 이 경맥의 경로를 잘 알고 있으면 치질에 **백회**(百會) 혈과 **장강**(長强) 혈이 효과가 있는 이유도 알 것이다.

한방에서는 흔히 '위의 것은 아래에서 치료하고 아래의 것은 위에서 치료한다.'고 말하고 있다. 즉, 상하병(上下病)이라고 하여 상반신의 증상과 하반신의 증상이 확실하게 나누어져 있는 상태에서는 상반신의 증상은 하반신의 경혈에서, 하반신의 증상은 상반신의 경혈에서 각각 치료하는 것이 통례이다.

133. 명문(命門) 체력을 증강시켜 주는 경혈

이 경혈은 명(命)의 문(門)이라고 이름 붙여졌는데, 선천적인 원기(元氣)가 머무는 곳으로 알려져 왔다. 위치는 제2요추극돌기 바로 아래, 좌우 양쪽의 콩팥 사이에 있다. 그래서 이 경혈은 '신간(腎間)의 기(氣)' 또는 '선천적인 원기(元氣)의 좌(座)' 등으로도 불리우고 있다.

이름에서도 알 수 있듯이 인간이 타고 나면서부터 가지고 있는 체질 또는 체력을 튼튼하게 해 주는 경혈이라는 뜻으로, 옛날부터 허약 체질이나 요통의 치료에 많이 활용하였다. 또는 정력 감퇴에서 일어나는 이명(耳鳴)이나 투통, 부인의 생리 이상, 대하, 냉증 등에도 효력을 발휘하는 경혈이다.

이 **명문**(命門) 혈과 같이 선천적인 원기의 좌(座)라 불리는 **신유**(腎兪) 혈이나 또한 후천적인 원기의 좌라 불리는 **삼초유**(三焦兪) 혈, 그리고 임맥(任脈) 중에서 원기에 관련된 경혈인 **관원**(關元) 혈과 같이 병용하면 정력을 강화시키는 데 보다 큰 효과를 발휘한다.

명문(命門) 혈보다 약간 위 제9흉추극돌기 아래에 있는 **근축**(筋縮) 혈은 등의 근육이 굳어서 몸통을 구부리거나 펼 수 없을 때 활용되는 경혈이다. '간(肝)은 근(筋)을 다스린다.'는 한방의 문헌적인 기록과 같이 좌우 **간유**(肝兪) 혈 사이에 있는 경혈이라고 기억해 두면 편리할 것이다.

134. 신도(神道) 대인 공포증이나 협심증에 좋은 경혈

한방에서는 신(神)은 심(心)의 장(臟)에 머문다. 즉, 인간의 성격과 능력, 그리고 건강도 심(心)의 장(臟)이 지배하고 있다고 한다. 바로 그 신으로 통하는 길이 있는 곳이 **신도**(神道) 혈이다.

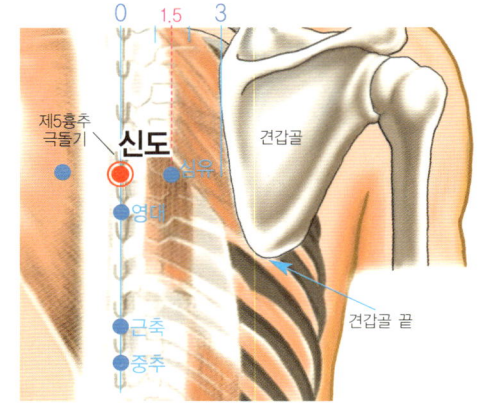

등허리 제5흉추극돌기 아래에 있으며 이 경혈 양쪽에는 **심유**(心兪) 혈이 나란히 있다. 경혈을 취혈(取穴)할 때에는 '심(心)은 제5척추에 딸려 있다.' 라는 원칙에 따라 이 경혈도 제5흉추극돌기 아래에서 잡게 되는 것이다.

신도(神道) 혈은 특히 순환계의 장해에 대해서 효력을 발휘하는 경혈로서 **심유**(心兪) 혈과 더불어 많이 활용된다. 즉, 상반신에 열이 나고 목이나 어깨가 뻐근하고 거북한 감이 있을 때, 동계(動悸)가 올 때, 천식이 올 때 등의 증상에 매우 효력이 뛰어나며, 또한 가벼운 협심증의 고통을 없애 줄 때에도 위력을 발휘하는 경혈 가운데 하나이다.

신도 혈 바로 아래, 즉 제6흉추극돌기 아래에 **영대**(靈臺) 혈이 있다. 이 경혈도 심장에는 신(神)이 머무는 것과 같이 이 **영대**(靈臺) 혈은 신(神)이 머무는 신령한 자리라는 뜻의 경혈이다. 앞에서 설명했듯이 신(神)이나 영(靈) 자가 붙은 경혈은 모두 신(神)의 좌(座)인 심(心)의 장(臟)의 주치혈(主治穴)이 되며, 특히 심장의 생리적 기능 면보다도 정신·정서 면의 실조 현상에 활용되는 경혈들이다.

135. 신주(身柱) — 어린이의 체력 배양과 감병(疳病)에 잘 듣는 경혈

한방에서 이르는 어린아이의 병의 한 가지인 감병(疳病)은 얼굴이 누렇게 뜨고 몸이 여위어지며, 목이 마르고, 영양 장애나 만성 소화 불량 증세 따위가 나타나는 병으로 감질(疳疾)이라고도 한다.

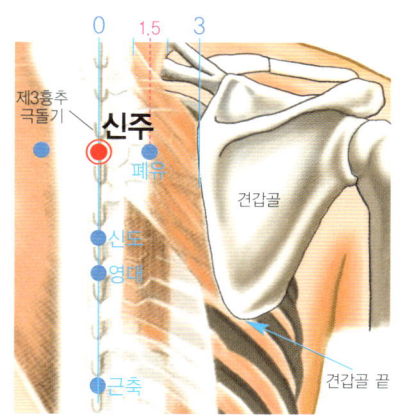

이 감병(疳病)에 걸린 아이에게 옛날부터 등허리의 가운데에 자주 뜸을 떠 주었다. 원래 감(疳)이 강하다고 느낄 때에는 신경 과민의 어린이에게 특이한 증상으로, 특히 뱃속에 기생충이 발생하면 더욱 신경 과민증에 빠진다. 이것을 일명 감충(疳蟲)이라고 하는데, 이를 퇴치하기 위해서는 제3흉추 아래에 있는 **신주**(身柱) 혈에 뜸을 뜨는 것이 가장 효과적이다. 옛날에 어린이의 등허리에 뜸을 뜬 것도 이런 이유에서인 것이다.

신주(身柱) 혈은 일명 산기(散氣) 혈이라고도 하여 '모여 쌓인 사기(邪氣)를 흩어 버리는 경혈'로서, 특히 젖먹이 어린이의 체력을 높이고 몸을 튼튼하게 해 주는 경혈로 많이 알려졌다.

이 밖에 **신주**(身柱) 혈은 머리·목덜미·목·어깨·등허리에 걸쳐 생기는 응어리나 통증을 멎게 할 때 활용한다. 고전의 문헌에도 '삼추(三椎)=**신주**(身柱) 아래는 가슴 속의 열을 다스린다.'고 되어 있으며 좌우에 있는 **폐유**(肺兪) 혈과 더불어 호흡기계의 열을 잡아 주는 경혈로서 옛날부터 활용해 왔다.

136. 대 추(大椎) 홍역이나 두드러기를 치료해 주는 경혈

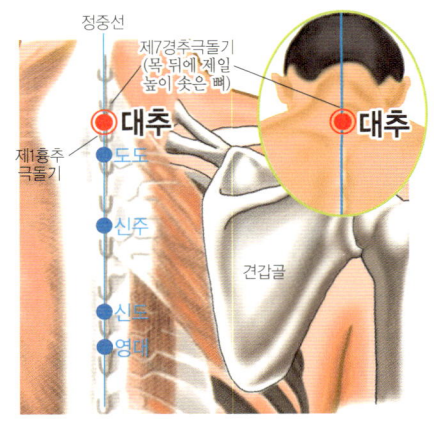

대추(大椎) 혈은 목의 뒤 아랫부분 제7경추극돌기와 제1흉추극돌기 사이에 있다. 머리를 앞으로 조금 숙이고 어깨는 움직이지 않으면서 머리를 움직여 보면 움직이는 돌기와 움직이지 않는 돌기가 잡힐 것이다. 움직이는 쪽이 경추(頸椎)이므로 이 경혈은 움직이는 돌기의 제일 아랫부분이다.
알레르기 체질인 사람이 이 곳을 가볍게 누르거나 두드리면 민감한 반응이 일어난다.

　대추(大椎) 혈은 목에서 어깨에 걸쳐 몹시 뻣뻣하고 아플 때 사용한다. 이 밖에 이 곳을 뜸으로 시술하게 되면 편두통·두드러기·치질·코감기·위장 장애 등이 매우 좋아진다.

　특히 두드러기가 날 때, 편두통으로 몹시 불편할 때, 눈이 부실 때, 코감기에 걸렸을 때, 위장의 용태가 늘 불완전하여 때때로 설사를 할 때, 숨이 가빠서 가슴이 터질 듯할 때 등의 증상이 나타나는 사람들은 흔히 제7흉추를 정점으로 해서 좌우의 견갑골로 형성되는 역삼각형의 피부에 작은 습진이 생기거나 꺼칠꺼칠한 느낌이 드는 경우가 많다. 이럴 때 이 경혈을 중심으로 빙 둘러싸듯이 상하 좌우로 작은 뜸을 계속 뜨면 효과가 즉시 나타난다.

　대추(大椎) 혈의 위쪽에 있는 풍부(風府) 혈도 매우 중요한 경혈로서 병행하면 더욱 좋다. 하지만 풍부(風府) 혈에는 뜸을 뜨면 안 된다〈동인〉.

137. 백회(百會) 두통·치질에 잘 듣는 만능 경혈

머리의 맨 위, 즉 좌우의 귀에서 똑바로 올라온 선과 콧등과 척추를 잇는 머리의 정중선이 교차되는 곳에 있는 경혈로 이 곳을 눌러 보면 통증을 느끼게 된다.

이 곳을 **백회**(百會)라 하며, 몸에 있는 모든 경맥이 합류(合流)하기 때문에 몸 전체와 모든 질병에 모두 효력을 발휘하는 만능 경혈로 알려져 있다.

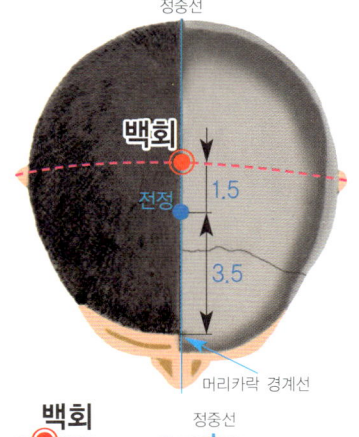

특히 한방에서 말하는 상하병(上下病) 중 하병(下病)의 하나인 치질에 잘 듣는 경혈이다. 또한 이 **백회**(百會) 혈 바로 앞 3cm쯤 되는 곳에 있는 **전정**(前頂) 혈과 바로 뒤 3cm쯤 되는 곳에 있는 **후정**(後頂) 혈을 병용하면 두통도 잘 듣는다.

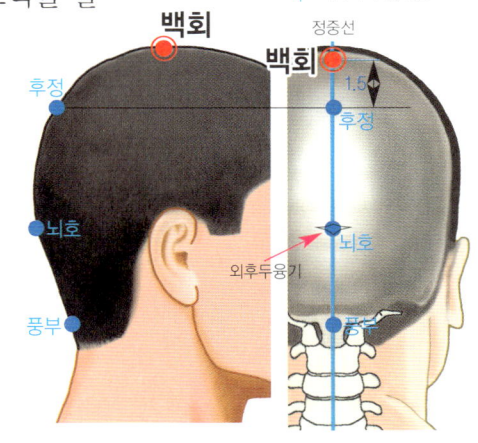

원래 머리가 아프고 무거울 때는 두 가지 형태에서 생긴다. 첫째는 두통과 더불어 눈·코 등에 여러 가지 증상이 나타나는 경우와 둘째는 어떤 물체에 부딪친 것처럼 머리가 무거우면서 뒷머리의 신경통, 목의 뻐근함, 어깨와 등허리가 나른하면서 응어리가 생기는 증상 등이 서로 겹치는 것이다.

그렇다면 전두부의 증상인 눈이 피로하여 아물거릴 때, 코가 막힐 때, 이명(耳鳴)이 올 때의 경우에는 **백회**(百會) 혈과 **전정**(前頂) 혈을, 그리고 후두부의 증상인 목덜미나 어깨 등에 이상이 올 때 등의 증상에는 **백회**(百會) 혈과 **후정**(後頂) 혈을 각자 병행해서 활용하는 것이 한방 치료의 원칙으로 되어 있다. 또한 **백회**(百會) 혈은 고혈압·치질·차멀미 등에도 효력을 나타낸다.

14) 임맥(任脈)

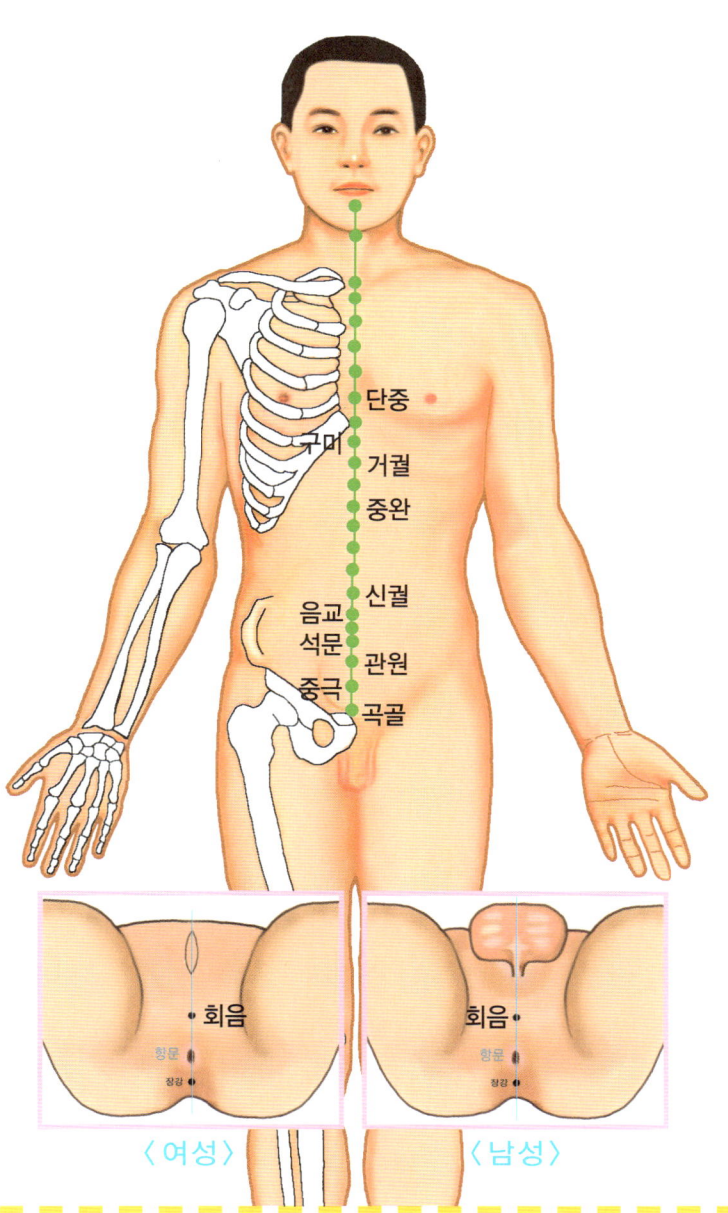

〈여성〉　〈남성〉

임맥任脈

14) 임맥(任脈)

전신의 실조증(失調症)은 임맥을 통해서 조사한다

얼굴에서 앞목, 가슴에서 배의 한복판을 통해 꼬리뼈에 이르는 임맥(任脈)은 '앞에 맡긴다(任;임)', 즉 '몸의 앞면의 사항을 인수받는다.'는 뜻에서 나온 이름이다.

이 임맥(任脈)에는 24개의 경혈이 있는데 원래 여성의 임신(妊娠)과 밀접한 관계를 가지고 있으며, 특히 부인과 질환에 매우 잘 듣는 경혈이 연결되어 있는 것이 특징이다.

고전에서도 '임(任)이 임(姙)이니라, 복(腹)의 중행(中行)을 흘러 부인이 임신(妊娠)하여 자(子)를 생양하는 근본이 된다.' 라고 기록했다. 그 중에서도 회음부(會陰部)에서 배꼽으로 일직선으로 나란히 있는 **회음(會陰)·곡골(曲骨)·중극(中極)**이라는 경혈은 비뇨(泌尿) 및 성병(性病)에 없어서는 안 되는 경혈로 알려져 있다.

전 24개의 경혈 중 특별히 중요한 **관원(關元)·신궐(神闕)·중완(中脘)·거궐(巨闕)·단중** 혈뿐만 아니라 이 밖에도 그 중요성에서 우열을 가르기 힘든 경혈이 몇 개 있다. **회음(會陰)·구미(鳩尾)·음**

교(陰交)·**석문**(石門) 등의 경혈이 바로 그 것이다.

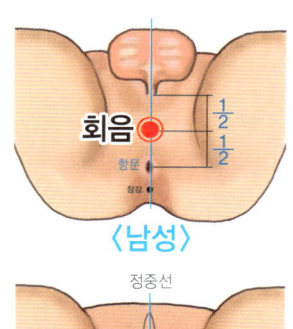
〈남성〉

구미(鳩尾) 혈은 명치와 배꼽의 중간에서 약간 위로 올라간 부위에 있는 경혈로 **중완**(中脘) 혈의 위쪽에 있다. **회음**(會陰) 혈은 임맥의 첫 경혈로 항문과 음부의 중간에 있다. 즉, 남성이면 항문과 음낭 사이, 여성은 항문과 음부 사이로, 성기의 여러 가지 생리 이상에 효과가 있는 경혈로 잘 활용된다.

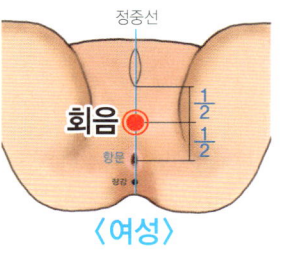
〈여성〉

음교(陰交) 혈은 배꼽에서 1촌 아래에 있는데, 삼초경(三焦經) 가운데에 하초(下焦)의 원혈(原穴)에 해당되는 경혈이다. 이 **음교**(陰交) 혈에서 다시 1촌 아래에 **석문**(石門) 혈이 있고 이 경혈 역시 삼초경 전체에 관련되는 중요한 원혈(原穴)이다.

이 **석문**(石門) 혈에서 다시 1촌 내려간 곳에 **관원**(關元) 혈이 있다. 즉, 이 **음교**(陰交)·**석문**(石門)·**관원**(關元) 혈의 세 경혈은 배꼽의 바로 아래에서부터 음부까지 사이에 균등한 거리를 두고 위치해 있는데, 어느 경혈에도 빠지지 않는 중요한 경혈들이다.

138. 관원(關元) 정력 증강에 좋은 경혈

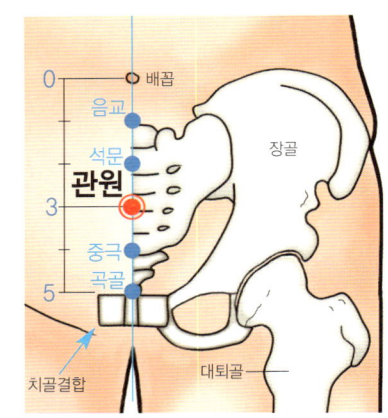

이 경혈은 배꼽 아래 3촌 지점으로 **음교**(陰交) 혈과 **석문**(石門) 혈 아래에 있다. 사람이 선천적으로 가지고 있는 원기(元氣)를 관장하는 경혈일 뿐만 아니라, 또한 소장의 모혈(募穴)로서 매우 중요한 경혈이다.

따라서 **관원**(關元) 혈을 치료에 응용하는 증상들은 대단히 많으며 그 중에서도 특히 정력의 감퇴나 쇠약증 등과 고혈압·불면증·냉증(冷症) 등에서부터 여드름·두드러기 등에 이르기까지 대단히 그 효력이 광범위하다. 원래 임맥(任脈)은 남녀의 성기와 밀접한 관계를 가지고 있는데, 특히 음부와 배꼽 사이의 하복부에 있는 이 **관원**(關元) 혈은 위에 열거한 질환의 치료에 가장 최적이다.

그 밖에 복부 정중선에서 치골결합(恥骨結合)의 바로 위에 있는 **곡골**(曲骨) 혈은 부인병에 민감하게 반응하며 이 곳을 치료하면 또한 잘 듣는다. 그리고 배꼽과 치골을 잇는 선의 배꼽 아래에 있는 **중극**(中極) 혈도 **곡골**(曲骨) 혈과 동일하게 비뇨기나 성기의 질병, 특히 여성의 질병에 아주 좋다.

관원(關元) 혈은 쇠약하고 마른 사람뿐만 아니라 지나치게 비만하여 고민하는 중년의 여성이나 아름다운 각선미를 원하는 여성들은 이 곳을 자주 마사지나 지압을 해 주면 비만이나 쇠약에서 벗어날 수 있을 뿐만 아니라 피부 탄력도 좋아지고 여드름·두드러기 등의 피부 질환에도 잘 듣는다. 뜸을 뜨면 더욱 효과가 좋다.

139. 신 궐(神闕) 배를 따뜻하게 해 주는 경혈

신궐(神闕) 혈은 복부(腹部)의 경혈을 정하는 기준이 되는 배꼽을 말한다. 일명 제중(臍中), 또는 명대(命帶)라고도 부른다. 이 곳은 너무 세게 눌러서는 안 되는 경혈로서 예전에 '배꼽에 낀 때를 떼어내면 배가 아프다.' 는 이야기를 많이 들었듯이 때를 떼어내어 배가 아픈

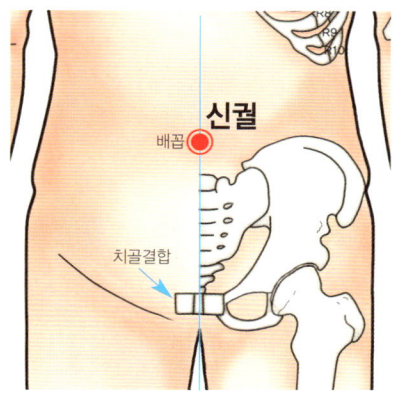

것이 아니라 배꼽에 대한 자극이 직접 뱃속에 전해져서 배가 아픈 것이다.

배꼽은 배의 중간에 피부가 함몰된 부분으로 여기에는 지방 조직도 없을 뿐 아니라 근막·근육도 없어서 직접 뱃속과 연결되어 있다. 따라서 강하게 지압을 하거나 침을 놓지 말아야 한다. 만일 침을 놓아 배꼽 가운데가 헐어 터져서 그 곳에서 똥이 나오게 되면 죽는다고 한다.

책마다 다르지만 어떤 책에는 뜸을 뜨지 말아야 한다고 하고 있는데, 중풍이 심하여 사람을 잘 알아보지 못할 때에 뜸을 100~500장까지 뜨면 제정신으로 돌아온다고 한다.

신궐(神闕) 혈은 중풍·의식이 없을 때·정신이 혼미할 때·뇌일혈 등에 특효가 있다. 그 밖에 탈항, 곽란, 설사, 만성 이질, 장명(腸鳴), 만성 장염, 복통, 요실금, 자궁 탈출 등에도 잘 듣는다. 배가 냉할 때는 이 경혈을 따뜻하게 해 주면 좋다.

140. 중완(中脘) 위의 소화를 도와 주는 경혈

위쪽 복부의 정중선 위, 배꼽에서 위쪽으로 약 6~7cm(4촌) 지점, 즉 명치와 배꼽의 한가운데가 이 중완(中脘) 혈의 위치이다.

완(脘)이란 위(胃)의 입구를 뜻한다. 그러므로 한방에서 말하는 위(胃)의 아래쪽 입구에 해당되는 경혈을 하완(下脘)이라 이르

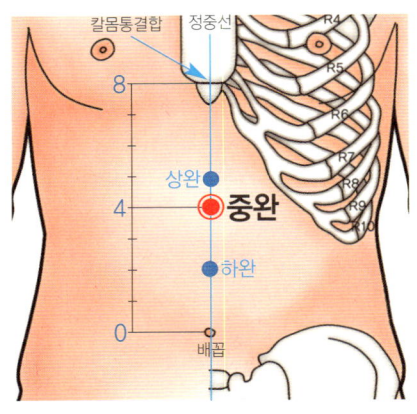

고, 위의 위쪽 입구에 해당되는 곳에 있는 경혈을 상완(上脘)이라 부른다. 중완(中脘) 혈은 이 상완(上脘) 혈과 하완(下脘) 혈의 중간 지점, 즉 위(胃)의 입구와 출구 사이에 있다.

중완(中脘) 혈은 위의 중심에 위치하고 있기 때문에 위(胃)와 관련된 질병인 위통, 구역질하고 마구 토할 때, 헛배가 불러올 때, 소화불량, 위경련, 위하수, 만성 장염, 이질, 설사·변비는 물론 두드러기·현기증·이명(耳鳴)·여드름·정력 증강 등에도 활용된다.

그 밖에 스트레스를 풀어 주어 감정을 진정시켜 주며, 비만하거나 너무 여위어 고민하는 미용상의 문제도 해결시켜 준다.

과식을 하여 음식이 뱃속에 가득 차서 소화가 안 될 때는 이 중완(中脘) 혈을 가볍게 누르면서 마사지를 하면 거북함이 사라지면서 배가 부드러워지고 등허리에 생긴 응어리도 풀어져서 저절로 몸이 편해지는 것을 느끼게 된다.

141. 거궐(巨闕) 심장의 동계(動悸)를 치료해 주는 경혈

《침구갑을경(針灸甲乙經)》에는 '거궐(巨闕)은 심(心)의 모(募)이다.'라고 하였는데, 이 경혈은 심장의 모혈(募穴)로서 또한 심장의 주치혈(主治穴)이 되어 매우 중요하게 여기고 있다. 이 경혈은 **중완(中脘)**에서 훨씬 올라가 명치 부근에 있는데, 한방에서

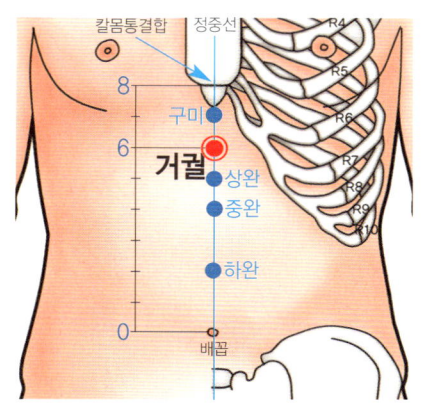

이 부분의 굳게 뭉치는 현상이나 통증을 '심하(心下)의 비경'이라 말하며 몸의 건강함을 측정하는 표준으로 자리잡고 있다.

거궐(巨闕) 혈 주변이 어딘지 모르게 굳어 있으면 분명하게 느껴지는 증상은 아니더라도 심장에 부담이 커서 생긴 증상이므로 가능하면 휴식을 취하길 권한다.

고혈압으로 자주 심장의 동계(動悸)가 생기는 사람일 경우에는 소홀히 할 수 없는 경혈이므로 늘 주의해서 관찰해야 한다. 그 밖에 만성적인 위의 질병이나 생리 이상 등에도 잘 듣는다. 옛날에는 노인에게 나타나는 천식 등이 최근에는 자동차의 배기 가스 등으로 오염되어 의외로 젊은 사람들에게도 많이 생기는 이 천식의 치료에도 잘 활용된다.

명치에는 **거궐**(巨闕) 혈 외에도 **구미**(鳩尾) 혈이 있다. 이는 **거궐** 혈의 바로 위에 위치하는데, 뾰족한 흉골의 끝이 비둘기(鳩(구)) 의 꼬리를 닮았다고 하여 이런 이름이 붙여졌다.

142. 단중(膻中) 심장의 동계·해수·천식에 좋은 경혈

단중(膻中) 혈은 정중선 흉골(胸骨) 앞면의 중앙이며 좌우의 젖꼭지와 같은 높이에 있다.

동계(動悸)가 올 때, 숨이 가쁠 때, 기침이 나올 때, 명치에서 옆구리에 걸쳐 통증이 올 때 등의 심장에서 오는 증상이나 비만, 또는 지나치게 말랐을 때, 정력

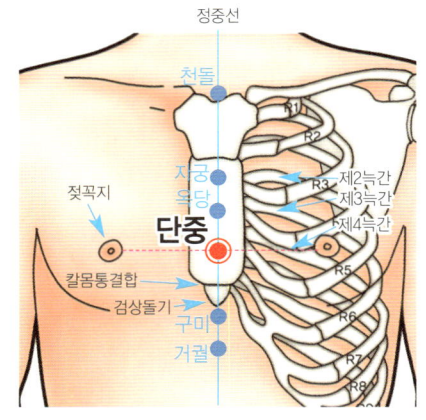

이 부족할 때, 부인에게 젖이 잘 나오지 않을 때 등의 증상을 치유할 수 있는 경혈이다.

이 경혈에서 제4흉추극돌기의 아래쪽으로 빠지는 듯한 통증이 있을 때나 왼팔의 새끼손가락 쪽이 빠질 듯이 아플 때에는 우선 협심증(狹心症)의 발작으로 의심해 보아야 한다. 이럴 때에는 **단중**(膻中) 혈을 지압하면 통증이 어느 정도 가라앉는다.

또한 **단중**(膻中) 혈은 삼초(三焦) 중 가슴에서 명치까지의 상초(上焦)의 원혈(原穴)에 해당한다. 그러므로 가슴이나 옆가슴 등에 일어나는 통증은 이 경혈로서도 잡을 수가 있다.

이 경혈을 중심으로 하여 제3늑간에 있는 **옥당**(玉堂)·제2늑간에 있는 **자궁**(紫宮) 혈, 그리고 앞목의 뿌리 부분인 흉골(胸骨) 상단의 우묵한 부분에 **천돌**(天突) 혈 등이 늘어서 있는데, 이들은 주로 호흡기 증상에 좋으며 천식 치료에 활용된다.

경혈의 위치를 찾는 방법

 경혈의 위치를 정확하게 알기 위해서는 인체의 해부학적(解剖學的) 표지(標識)를 이용하는 방법, 골도분촌법(骨度分寸法), 지촌법(指寸法) 등의 세 가지를 사용한다.

● **해부학적 표지를 이용한 방법**
 해부학적 표지란 눈, 귀, 코, 입 등의 윤곽이나 젖꼭지, 배꼽, 뼈의 관절, 근육 등의 명확히 튀어나오거나 오목하게 들어간 곳을 기준으로 하여 기준을 삼는 것을 말한다.

● **골도분촌법(骨度分寸法)**
 현재의 골도분촌법은 《영추(靈樞)·골도편(骨度編)》의 저서를 토대로 하여 후대의 의학자들이 수많은 경험과 실험을 통해 개선하여 확정한 것이다.
 골도분촌법은 먼저 해부학적인 신체의 특징 등을 이용하여 신체 여러 부분의 길이와 폭을 측정한 후 다음 페이지의 그림과 같이 정하였다. 그림에서처럼 특정 관절이나 특정 부위의 사이를 같은 비율로 나누는데, 각 기본 단위는 1촌(寸)이다.
 골도분촌법으로 경혈을 찾을 때는 반드시 알아야 할 것이 있다.

1. 각 부위의 골도분촌법을 정해져 있다. 이는 무슨 뜻인가 하면, 키가 큰 사람이든 작은 사람이든, 어른이든 어린 아이든간에 모두 동일 부위의 골도분촌은 같다는 것이다.

예를 들면, 대퇴골의 머리(대전자) 부분에서 무릎까지가 19촌인데 어른도 19촌이고 어린 아이도 19촌이라는 것이다. 또, 뒷목의 넓이가 9촌이므로 목이 아주 넓은 뚱뚱한 사람도 9촌, 목이 가느다란 마른 사람도 역시 9촌이라는 말이다.

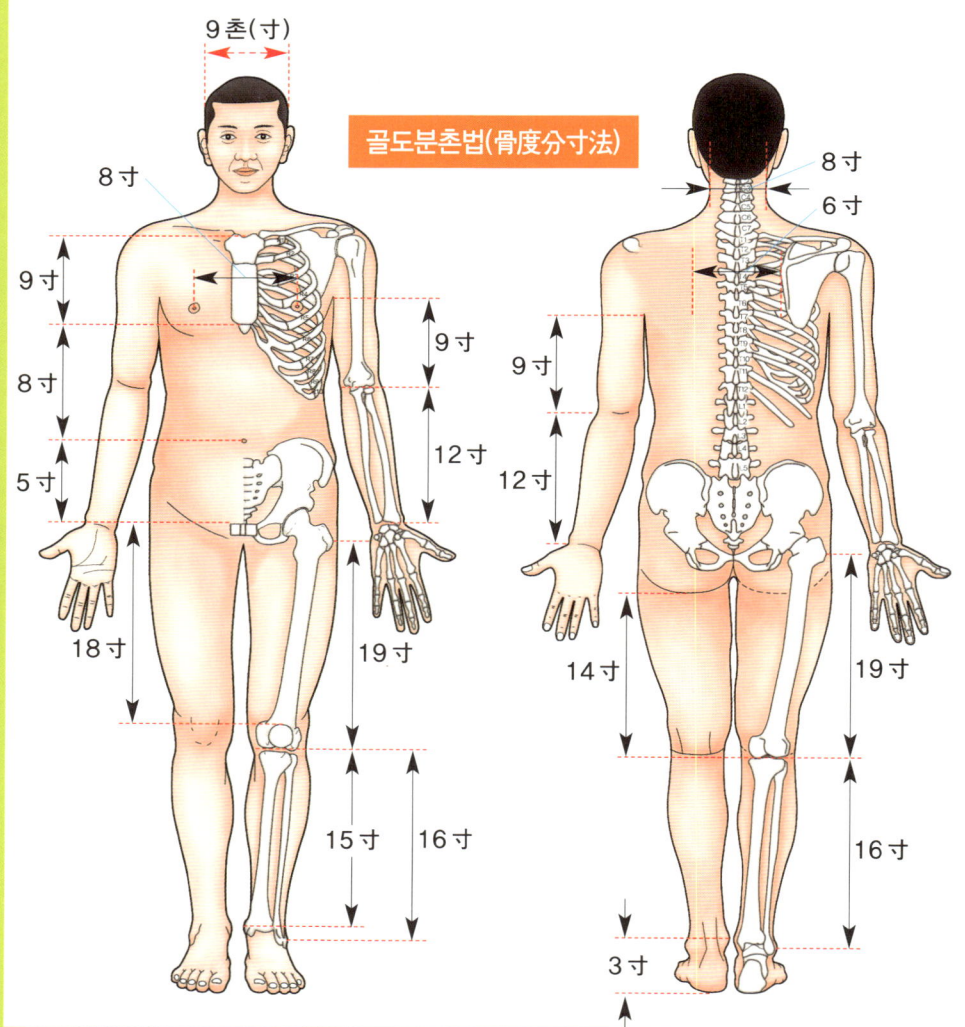

골도분촌법(骨度分寸法)

2. 골도분촌법(骨度分寸法)의 촌(寸)은 반드시 비율, 혹은 등분으로 보아야지 고정된 길이의 단위로 보아서는 안 된다. 그림에서 알 수 있듯이 각 부위의 거리가 그림에서는 좁아 보여도 숫자상으로는 촌(寸)의 수가 크므로 이상해 보이지만 잘 이해하면 이것이 정확한 경혈을 찾기 위한 골도분촌법의 고등 수학인 것이다.

3. 골도분촌법으로 경혈을 찾을 때는 반드시 각 부위에 맞는 골도분촌법을 써야 한다.
예를 들면 머리 부분의 경혈을 찾을 때는 머리 부분의 골도분촌법을, 즉 몇 촌(寸)인지를 알아야 하고, 다리 부분의 경혈을 찾을 때는 다리 부분의 골도분촌법도 몇 촌인지를 염두에 두고 찾아야 한다.

● 지촌법(指寸法)

경혈의 위치는 사람 신체의 상황에 따라서 다르기 때문에 시술을 받는 사람의 손가락 크기에 기준을 두고 측정하는 방법이다. 이 방법은 주로 다리 쪽에 있는 경혈의 위치를 찾을 때 사용된다. 따라서 경혈을 취혈할 때, 골도분촌법 외에도 지촌법을 사용하기도 한다. 지촌법에는 중지동신촌(中指同身寸), 무지동신촌(拇指同身寸), 횡지동신촌(橫指同身寸) 등이 있다.

지촌법을 이용할 때는 사람마다 길이와 살찐 정도가 달라서 경혈의 가로와 세로 치수를 정확히 확신할 수 없다. 따라서, 지촌법으로 경혈의 위치를 찾을 때 모순이 나타날 경우엔 반드시 골도분촌법(骨度分寸法)을 기준으로 삼아야 한다.

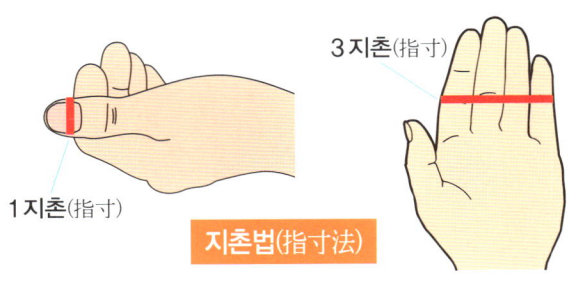

지촌법(指寸法)

경혈 찾아보기

간유(肝兪)　　　방광경(膀胱經)　127
部位:제9흉추극돌기 아래쪽 정중선에서 양 옆으로 각각 1.5촌 나간 곳
主治:간 기능장애, 황달, 위경련, 위염, 당뇨병, 여드름, 천식, 차멀미, 가슴과 옆구리 통증, 다리의 부종, 두드러기

거궐(巨闕)　　　임맥(任脈)　223
部位:앞 정중선 위, 배꼽 중앙에서 위쪽으로 6촌 지점
主治:심장의 동계, 만성 위장병, 생리 이상, 천식

거료(巨髎)　　　담경(膽經)　195
部位:콧방울 아래쪽 모서리와 같은 높이로, 눈동자와 직선이 되는 곳
主治:무릎의 통증, 하복부가 땅기면서 아플 때, 허리와 다리의 통증, 좌골신경통, 요통

격관(膈關)　　　방광경(膀胱經)　144
部位:제7흉추극돌기 아래쪽의 정중선에서 양 옆으로 각각 3촌 나간 곳
主治:구토, 딸꾹질, 소화불량, 위암·식도암의 예방

격유(膈兪)　　　방광경(膀胱經)　228
部位:제7흉추극돌기 아래쪽의 정중선에서 양 옆으로 각각 1.5촌 나간 곳
主治:각종 심장 질환, 소화불량, 가슴·옆구리 통증, 기침

견우(肩髃)　　　대장경(大腸經)　126
部位:상완골 위 끝과 어깨 끝의 두 뼈 사이의 우묵한 곳
主治:오십견, 어깨 관절염, 어깨 신경통

견정(肩貞)　　　소장경(少腸經)　107
部位:뒤쪽 겨드랑이 주름 끝에서 위로 1촌
主治:어깨의 통증, 오십견, 목의 통증, 손이 아프고 저릴 때, 이명(耳鳴), 청각상실, 두통

견정(肩井)　　　담경(膽經)　192
部位:제7경추극돌기와 어깨뼈인 견봉의 바깥쪽 끝을 연결하는 선의 한 가운데
主治:뒷머리가 무거울 때, 견갑통, 목의 경직, 고혈압, 눈의 피로, 이명, 치통, 감기 기운이 있고 뼈마디가 쑤실 때

경골(京骨)　　　방광경(膀胱經)　152
部位:발 바깥쪽 가장자리 제5종족골이 튀어나온 부분의 뒤쪽, 살갗이 붉은색을 띠는 경계선의 우묵한 곳
主治:발의 각종 질병, 두통, 방광경(膀胱經) 전체의 질병

경문(京門)　　　담경(膽經)　194
部位:허리 가운데, 등뼈 옆 12번째 갈비뼈(제12늑골) 끝 오목한 곳
主治:신장의 질환, 가슴과 옆구리가 답답할 때, 설사, 소화불량, 구토, 가슴이 쓰릴 때, 어깨 부위의 통증

고황(膏肓)　　　방광경(膀胱經)　142
部位:제4흉추극돌기 아래쪽의 정중선에서 양 옆으로 각각 3촌 나간 곳
主治:몸이 자꾸 마를 때, 피로, 가슴

이 답답할 때, 명치의 통증, 어깨에서 등허리나 팔꿈치의 통증, 심장의 질환, 혈액순환 장애, 발의 냉증

곡지(曲池)　　대장경(大腸經) 57
部位:팔꿈치 바깥쪽, 팔굽을 구부리면 두 뼈가 구부러지는 가운데 팔의 오금주름 위
主治:대장의 병으로 오는 두통, 설사, 머리가 무거울 때, 발열, 당뇨병, 고혈압. 만능 무병 장수의 경혈

곡차(曲差)　　방광경(膀胱經) 116
部位:머리카락 경계선에서 위쪽으로 0.5촌, 정중선에서 양 옆으로 각각 1.5촌 지점
主治:두통, 코막힘, 고혈압, 눈이 아플 때

곡택(曲澤)　　심포경(心包經) 171
部位:팔목 안쪽의 오금주름 가운데 맥이 뛰는 오목한 곳
主治:테니스 엘보, 팔꿈치·손목의 통증, 명치의 통증과 발열, 두통

공최(孔最)　　폐경(肺經) 44
部位:손바닥 쪽 손목 주름(태연혈)에서 7촌 올라가 우묵한 가운데
主治:급성 기침, 만성 천식, 가래가 나오는 심한 기침, 팔꿈치 관절

관원(關元)　　임맥(任脈) 220
部位:앞 정중선 위, 배꼽 중앙에서 아래쪽으로 3촌 지점
主治:정력감퇴, 쇠약증, 고혈압, 불면증, 냉증, 여드름, 두드러기

관충(關衝)　　삼초경(三焦經) 180
部位:약손가락의 새끼손가락 쪽 손톱의 안쪽 모서리를 지나는 수직선과 손톱 뿌리를 지나는 수평선이 만나는 곳
主治:손가락 안쪽의 마비·냉증·통증, 인후병(咽喉病)

권료(顴髎)　　소장경(小腸經) 109
部位:바깥쪽 눈 끝에서 수직으로 내려가 광대뼈 아래쪽 우묵한 곳
主治:윗니의 통증, 안면 신경통, 얼굴이 부을 때, 눈의 피로, 눈꺼풀이 떨릴 때, 얼굴의 주름살

궐음유(厥陰兪)　방광경(膀胱經) 124
部位:제4흉추극돌기 아래쪽 정중선에서 양 옆으로 각각 1.5촌 나간 곳
主治:심장 질환, 기력쇠약, 혈액 순환이 나쁠 때, 냉증

극천(極泉)　　심경(心經) 96
部位:겨드랑이 중심 안쪽 힘줄 사이
主治:팔에서 옆구리에 걸친 통증, 액취증, 명치의 통증, 가슴이 답답할 때, 동계, 노이로제

금문(金門)　　심포경(心包經) 151
部位:새끼발가락 뒤쪽 입방골 아래쪽의 살갗이 붉은색을 띠는 경계선의 우묵한 곳
主治:간질병, 발목의 병, 장딴지의 경련이나 쥐가 날 때

기문(期門)　　간경(肝經) 206
部位:젖꼭지 아래 두번째갈비뼈 끝이며, 정중선에서 양 옆으로 각각 4촌 지점
主治:과로했을 때, 불면증, 가슴과 옆구리의 통증, 식욕부진, 산후의 피로, 소화불량, 급성 열성 전염병

기사(氣舍)　　위경(胃經) 71
部位:천돌혈에서 양 옆으로 각각 1촌 지점인 우묵한 곳
主治:각종 목의 병, 갑상선, 각종 위장의 병

낙각(絡却)　　방광경(膀胱經) 118
部位:머리카락 경계선에서 위쪽으로 5.5촌, 정중선에서 양 옆으로 각각 1.5촌 지점

경혈 찾아보기 *229*

主治:이명(耳鳴), 눈의 충혈, 시력 감퇴, 우울증, 현기증

내관(內關)　　　심포경(心包經) 172
部位:손바닥 쪽 손목의 주름(대릉혈)에서 위쪽으로 2촌 지점
主治:팔꿈치에서 아래팔뚝의 마비, 협심증, 명치 부근의 통증, 눈의 충혈, 두통

노궁(勞宮)　　　심포경(心包經) 174
部位:제2중수골과 제3중수골 사이, 주먹을 꼭 쥐었을 때 가운뎃손가락의 끝 부위
主治:과로했을 때, 관절 류머티즘, 몸 전체의 뼈마디가 쑤시고 아플 때

단중(膻中)　　　임맥(任脈) 224
部位:앞가슴의 정중선 위인데, 젖꼭지와 같은 높이
主治:심장의 동계, 협심증, 해수, 천식, 기침, 숨이 가쁠 때, 명치와 옆구리의 통증, 정력부족, 젖이 잘 나오지 않을 때

담유(膽兪)　　　방광경(膀胱經) 128
部位:제10흉추극돌기 아래쪽의 정중선에서 양 옆으로 각각 1.5촌 나간 곳
主治:담낭염·담석증·황달 등 담(膽;쓸개)의 질환, 위장병, 소화불량

대거(大巨)　　　위경(胃經) 74
部位:배꼽의 중심에서 아래쪽으로 2촌, 정중선에서 양 옆으로 각각 2촌 지점
主治:변비, 생리불순, 현기증, 요통, 헛배가 부를 때, 발의 냉증, 당뇨병, 위염, 설사

대돈(大敦)　　　간경(肝經) 200
部位:무릎 아래 종아리 위쪽, 경골과 비골이 만나는 바깥쪽 우묵한 곳
主治:야뇨증, 배의 옆구리에서 하복부, 하퇴부 안쪽에 걸친 통증, 자궁탈수·생리불순·자궁출혈 등 여성의 각종 질병, 고환의 통증·발기부전 등 남성의 질병

대릉(大陵)　　　심포경(心包經) 173
部位:손바닥의 손목 주름 위, 두 힘줄과 뼈 사이의 우묵한 곳
主治:열병에 땀이 나지 않을 때, 손바닥이 뜨거울 때, 겨드랑이의 임파선, 명치의 통증, 목이 부었을 때, 입이 자주 마를 때

대장유(大腸兪)　방광경(膀胱經) 133
部位:제4요추극돌기 아래쪽 정중선에서 양 옆으로 각각 1.5촌 나간 곳
主治:아랫배의 통증, 설사, 변비, 등의 마비, 요통, 두드러기, 발과 무릎의 피로

대저(大杼)　　　방광경(膀胱經) 121
部位:제1흉추극돌기 아래쪽 정중선에서 양 옆으로 각각 1.5촌 나간 곳
主治:열병에 땀이 나지 않을 때, 어깨·등·허리의 통증, 소아경풍

대추(大椎)　　　독맥(督脈) 214
部位:뒤쪽 정중선 위 목덜미 아래 제7경추극돌기 아래쪽의 우묵한 곳
主治:척추병, 목·어깨 결림, 편두통, 두드러기, 치질, 코감기, 위장장애로 인한 설사, 숨이 가빠서 가슴이 아플 때

대횡(大橫)　　　비경(脾經) 90
部位:배꼽 중심에서 양 옆으로 각각 4촌 되는 곳
主治:설사, 변비, 당뇨, 배가 더부룩할 때, 복부 비만

동자료(瞳子髎)　담경(膽經) 190
部位:눈의 바깥 모서리에서 0.5촌 바깥쪽
主治:두통 등의 머리 질환, 눈꺼풀

의 경련, 얼굴 근육의 경련, 각종 눈의 병, 눈의 피로, 눈알의 통증, 구안와사, 눈 주위의 주름살

두규음(頭竅陰)　담경(膽經)　191
部位：안쪽 눈구석 바로 옆의 붉은 살이 있는 우묵한 가운데
主治：청력장애, 현기증, 이명(耳鳴), 피로회복, 쉽게 피로해질 때, 기분이 나쁠 때

명문(命門)　독맥(督脈)　211
部位：뒤쪽 정중선 위 제2요추극돌기 아래쪽 오묵한 곳
主治：허약체질, 요통, 정력감퇴, 이명, 대하·생리통·대하 등의 부인의 질환, 비뇨·생식기 질환

방광유(膀胱兪)　방광경(膀胱經)　135
部位：두번째 천골 구멍과 같은 높이이며, 정중선에서 양 옆으로 각각 1.5촌 나간 곳
主治：방광 질환, 요실금, 어린이 야뇨증, 설사, 복통, 변비, 당뇨병

백호(魄戶)　방광경(膀胱經)　141
部位：제3흉추극돌기 아래쪽의 정중선에서 양 옆으로 각각 3촌 나간 곳
主治：목과 어깨의 경직, 오십견, 어깨 신경통, 가슴이 묵직할 때, 충혈, 상기(上氣), 가래 천식, 동계(動悸)

백회(百會)　방광경(膀胱經)　215
部位：앞이마 머리카락 경계선에서 뒤쪽으로 5촌 지점으로, 콩알만큼 우묵하게 들어간 곳
主治：두통, 고혈압, 차멀미, 치질 등에 효험이 있는 무병 장수의 경혈

복결(腹結)　비경(脾經)　91
部位：배꼽 중심에서 아래쪽으로 1.3촌, 정중선에서 양 옆으로 각각 4촌 되는 곳
主治：명치의 통증, 구역질, 설사, 복통, 만성 변비, 위장염

부돌(扶突)　대장경(大腸經)　61
部位：울대뼈의 양 옆에 천창혈과 인영혈과 같은 높이이며, 굵은 목 근육의 가운데
主治：고혈압, 숨이 찰 때, 갑상선, 목이 쉬었을 때, 숨이 찰 때, 기침, 구역질, 트림

부류(復溜)　신경(腎經)　160
部位：안쪽 복사뼈 정점(태계혈)에서 2촌 올라가, 아킬레스건의 앞쪽
主治：여성의 질환, 정력감퇴, 고혈압, 치통, 요통, 현기증, 이명, 식은땀, 식욕부진

부분(附分)　방광경(膀胱經)　140
部位：제2흉추극돌기 아래쪽의 정중선에서 양 옆으로 각각 3촌 나간 곳
主治：강직성 척추염, 가슴이 답답할 때, 기침, 천식, 동계(動悸)

불용(不容)　위경(胃經)　72
部位：배꼽의 중심에서 위쪽으로 6촌, 정중선에서 양 옆으로 각각 2촌 지점
主治：명치 부위의 통증, 트림, 위염, 토혈, 각종 위장의 병, 늑간 신경통, 천식, 기침

비노(臂臑)　대장경(大腸經)　58
部位：팔의 오금주름(곡지혈)에서 위쪽으로 7촌 지점 두 힘줄과 뼈 사이 우묵한 곳
主治：오십견, 팔과 손의 신경통, 어깨 신경통

비양(飛陽)　방광경(膀胱經)　150
部位：승산혈에서 바깥 아래쪽으로, 바깥쪽 복사뼈에서(곤륜혈) 7촌 올라가 비골 옆
主治：코가 막힐 때, 두통, 코피, 요통, 발가락의 통증, 앉았다 일어설

때의 현기증, 치질, 간질병

비유(脾兪)　　방광경(膀胱經) *129*
部位: 제11흉추극돌기 아래쪽 정중선에서 양 옆으로 각각 1.5촌 지점
主治: 당뇨병에서 오는 황달, 몸의 나른함, 목이 자주 마를 때, 체력저하, 만성 위장병, 식욕감퇴, 우울증

사백(四白)　　위경(胃經) *66*
部位: 승읍혈 아래쪽 0.5촌 지점 움푹 들어간 곳
主治: 얼굴의 마비, 얼굴의 신경통, 눈 주위의 경련, 눈의 피로

삼음교(三陰交) 비경(脾經) *85*
部位: 안쪽 복사뼈에서 위로 3촌 올라가 굵은 정강이뼈(경골) 뒤쪽 우묵한 곳
主治: 발이나 무릎의 피로, 너무 살이 찌거나 마를 때, 흥분할 때, 요통

삼초유(三焦兪) 방광경(膀胱經) *131*
部位: 제1요추극돌기 아래쪽 정중선에서 양 옆으로 각각 1.5촌 나간 곳
主治: 과로로 인한 발열, 소화불량, 요통, 여드름이나 부스럼이 날 때, 정력감퇴, 치질

상구(商丘)　　비경(脾經) *84*
部位: 발 안쪽 복사뼈 아래에서 약간 앞으로 우묵하게 들어간 곳
主治: 소화불량, 변비, 배가 더부룩할 때, 기침, 폐의 질병, 소아경풍, 족관절(足關節)의 질환

상료(上髎)　　방광경(膀胱經) *136*
部位: 제5요추극돌기 아래, 천골 첫번째 구멍에 해당하는 우묵한 곳
主治: 여성의 생리통, 여성의 병, 고환염, 대소변을 잘 보지 못할 때

상양(商陽)　　대장경(大腸經) *52*
部位: 집게손가락 안쪽 손톱의 모서리를 지나는 수직선과 손톱뿌리를 지나는 수평선이 만나는 지점
主治: 장이 나빠 설사할 때, 감기로 인한 두통과 발열・설사

소부(少府)　　심경(心經) *100*
部位: 주먹을 가볍게 쥘 때 새끼손가락 끝이 닿는 부분, 제4중수골과 제5중수골 사이
主治: 팔꿈치를 구부릴 수 없을 때, 약손가락부터 새끼손가락에 걸친 마비, 손이 화끈거릴 때, 피로할 때

소상(少商)　　폐경(肺經) *47*
部位: 엄지손가락 안쪽 손톱의 모서리를 지나는 수직선과 손톱뿌리를 지나는 수평선이 만나는 지점
主治: 목이 쉬었을 때, 폐렴, 손에 마비가 올 때, 중풍, 히스테리, 정신이상, 졸도, 갑자기 졸도를 하거나 중풍 등이 발생했을 때의 응급 처치 혈

소장유(小腸兪) 방광경(膀胱經) *134*
部位: 첫번째 천골 구멍과 같은 높이이며, 정중선에서 양 옆으로 각각 1.5촌 나간 곳
主治: 아랫배의 이상, 발이 부을 때, 대변에 고름이 섞여나올 때, 월경과다, 요통

소택(少澤)　　소장경(小腸經) *104*
部位: 새끼손가락의 바깥쪽 손톱의 모서리를 지나는 수직선과 손톱뿌리를 지나는 수평선이 만나는 지점
主治: 심장 질환, 중풍, 아래팔의 신경통, 백내장・녹내장 등의 눈 질환, 어린이의 급성 간질과 뇌일혈 때의 구급처치 혈로, 소택혈의 피를 뺀다.

소해(少海)　　심경(心經) *97*
部位: 팔꿈치 안쪽 주름살(오금주름) 뒤 끝 안쪽 복사뼈 사이에 있는 우묵한 곳
主治: 눈의 피로, 두통, 옆구리 통증,

겨드랑이 아래의 가래톳, 팔의 안쪽인 새끼손가락의 신경통

수삼리(手三里) 　대장경(大腸經) *56*
部位:팔의 오금주름(곡지혈)에서 아래쪽으로 2촌 지점으로, 누르면 두드러지는 살이 있는 곳
主治:불안, 초조, 목구멍의 통증, 편도선, 설사, 얼굴의 종기, 여드름, 팔꿈치 관절염, 엄지손가락의 통증, 당뇨병, 고혈압

수천(水泉)　　신경(腎經) *158*
部位:태계혈에서 1촌 아래 튀어나온 종골의 앞쪽 오목한 곳
主治:생리불순, 신장의 급성 증상, 눈의 피로, 시력장애, 동계, 몸의 피로, 발뒤꿈치의 통증

슬관(膝關)　　간경(肝經) *202*
部位:곡천혈에서 아래쪽으로 2촌, 음릉천혈에서 1촌 뒤쪽의 우묵한 곳
主治:무릎의 통증, 변형성 슬관절통, 인후병, 남녀의 성욕감퇴, 생리불순

승근(承筋)　　방광경(膀胱經) *148*
部位:오금주름(위중혈)에서 5촌 아래쪽. 장딴지의 한가운데
主治:손과 발에 쥐가 났을 때, 손과 발이 마비되었을 때, 좌골신경통, 발의 신경통, 코피

승부(承扶)　　방광경(膀胱經) *137*
部位:엉덩이 주름의 한가운데
主治:좌골신경통, 허리·등의 신경통, 치질, 설사, 변비, 자궁내막염, 생리통, 야뇨증

승산(承山)　　방광경(膀胱經) *149*
部位:장딴지 아래쪽 근육이 갈라지는 곳
主治:발과 무릎의 피로, 장딴지가 붓거나 경련·쥐가 날 때, 변비

신궐(神闕)　　임맥(任脈) *221*
部位:배꼽 한가운데
主治:중풍, 의식불명, 정신이상, 뇌일혈, 탈항, 곽란, 설사, 만성 이질, 장명, 복통, 요실금, 자궁탈출

신도(神道)　　독맥(督脈) *212*
部位:뒤쪽 정중선 위 제5흉추극돌기 아래쪽 오목한 곳
主治:상반신의 발열, 목과 어깨가 뻐근할 때, 동계, 천식, 협심증

신문(神門)　　심경(心經) *99*
部位:손목 안쪽 손바닥의 손목 주름이 있는 우묵한 곳
主治:심장 질환, 눈의 피로, 식욕부진, 동계, 가슴 통증, 팔의 통증이나 마비, 손바닥이 화끈거릴 때

신봉(紳封)　　신경(腎經) *166*
部位:제4늑간 부위이며, 정중선에서 양 옆으로 각각 2촌 지점의 우묵한 곳
主治:협심증 등의 심장의 병, 상기(上氣), 가슴이 답답하고 숨이 가쁠 때, 천식, 기침, 옆구리 통증, 구토, 동계

신유(腎兪)　　방광경(膀胱經) *132*
部位:제2요추극돌기 아래쪽 정중선에서 양 옆으로 각각 1.5촌 나간 곳
主治:고혈압, 정력감퇴, 발이 부을 때, 발의 냉증, 불면증, 생리불순, 천식, 요통

신주(身柱)　　독맥(督脈) *213*
部位:뒤쪽 제3흉추극돌기 아래 오목한 곳
主治:어린아이의 체력보강, 감병(疳病), 머리·목·어깨·등허리의 응어리나 통증

심유(心兪)　　방광경(膀胱經) *125*
部位:제5흉추극돌기 아래쪽 정중선

에서 양 옆으로 각각 1.5촌 나간 곳
主治:심통(心痛), 협심증, 동계, 머리가 무겁고 아플 때, 허리와 가슴의 통증, 고혈압, 두통

양계(陽谿)　　대장경(大腸經) 54
部位:손목 위쪽 두 힘줄 사이 우묵한 곳
主治:목구멍의 통증, 편도선, 이명, 청각 장애, 손목 관절, 손목의 통증

양구(梁丘)　　위경(胃經) 75
部位:슬개골 위에서 위쪽으로 2촌 지점으로, 굵은 근육의 모서리 사이
主治:다리 통증, 무릎 신경통 및 마비, 좌골신경통, 요통, 위경련, 복통

양로(養老)　　소장경(小腸經) 106
部位:손바닥을 아래로 향한 다음, 튀어나온 척골을 손가락으로 누른 채 손바닥을 몸 쪽으로 돌리면 우묵한 곳
主治:눈이 침침해질 때·시력저하·결막염 등의 눈의 질환, 어깨나 팔꿈치의 통증, 등이나 얼굴의 종기나 부스럼

양릉천(陽陵泉)　담경(膽經) 196
部位:무릎 아래 종아리 위쪽, 경골과 비골이 만나는 바깥쪽 우묵한 곳
主治:다리 질환, 각기병, 하지정맥염(下肢靜脈炎), 소아마비, 고혈압, 요통

양지(陽池)　　삼초경(三焦經) 181
部位:손등의 손목 주름 가운데 우묵한 곳, 가운뎃손가락과 약손가락의 위쪽
主治:팔의 통증, 팔의 힘이 빠졌을 때, 정력감퇴, 여성의 자궁 질환, 당뇨병

어제(魚際)　　폐경(肺經) 46
部位:엄지손가락 첫째마디와 손목 사이 두툼한 곳
主治:설사, 기침, 천식, 손바닥이 화끈거릴 때, 인후병, 손발에서 쥐가 날 때

여태(厲兌)　　위경(胃經) 78
部位:둘째발가락 바깥쪽 발톱의 모서리를 지나는 수직선과 발톱뿌리를 지나는 수평선이 만나는 지점
主治:윗니빨의 통증, 소화불량, 신경성 위장병, 당뇨병

영향(迎香)　　대장경(大腸經) 62
部位:불룩하게 튀어나온 콧방울 바로 옆
主治:만성 비염, 축농증, 코막힘, 입술이 터질 때, 안면신경통

예풍(翳風)　　삼초경(三焦經) 186
部位:귀 뒤쪽 아래 유양돌기와 아래턱 사이의 우묵한 곳으로 입을 벌리면 쑥 들어가는 곳
主治:얼굴의 통증, 난청, 이명(耳鳴), 두통, 치통, 현기증, 차멀미

옥침(玉枕)　　방광경(膀胱經) 119
部位:뒤통수 외후두융기 위쪽의 바로 아래 오목한 곳의 양 옆으로 각각 1.3촌지점
主治:후두통, 머리가 무거울 때, 현기증, 눈의 통증, 이명, 부인의 히스테리와 흥분, 머리·눈·귀·코의 각종 질병

온류(溫溜)　　대장경(大腸經) 55
部位:손목의 손등 주름(양계혈)에서 위쪽으로 5촌 지점
主治:손과 발의 근육통, 신경통, 어깨에서 팔꿈치·등에 걸친 통증, 배탈을 동반한 발열, 설사, 복통, 치통

완골(腕骨)　　방광경(膀胱經) 105
部位:손바닥의 안쪽 손목 앞, 즉 제5중수골 끝 부위인 손목 쪽의 우묵

한 곳
主治:두통, 목이 뻣뻣할 때, 어깨와 팔의 통증, 흉통(胸痛), 손가락이 떨릴 때, 손가락 관절의 염증, 이명(耳鳴), 황달, 당뇨병

외관(外關)　　심포경(心包經) 183
部位:손목 주름(양지혈)에서 2촌 올라가 척골과 요골 사이 우묵한 곳
主治:이농(耳膿), 난청(難聽), 중풍으로 거동을 못할 때

용천(湧泉)　　신경(腎經) 156
部位:발가락을 구부렸을 때 발바닥의 가장 오목한 곳, 제2중족골과 제3중족골 사이
主治:부인과 질환, 허리·하복부·발의 냉증이나 통증, 전신의 활력과 정력을 왕성하게 해 주는 무병 장수의 경혈

운문(雲門)　　폐경(肺經) 41
部位:정중선 양 옆으로 각각 6촌 지점, 중부혈 위쪽 1촌 부위로, 쇄골 아래 우묵한 곳
主治:폐·기관지 질환, 심장병, 어깨의 통증, 오십견

위양(委陽)　　방광경(膀胱經) 138
部位:무릎 뒤의 오금주름 바깥쪽, 두 갈래로 갈라지는 힘줄 중 바깥쪽 힘줄의 안쪽 우묵한 곳
主治:등·허리의 통증, 좌골신경통, 무릎의 통증, 종아리 부위 근육의 경련성 통증, 반신불수, 한쪽 팔이나 발의 마비

위유(胃兪)　　방광경(膀胱經) 130
部位:제12흉추극돌기 아래쪽의 정중선에서 양 옆으로 각각 1.5촌 나간 곳
主治:각종 위의 증상, 구토, 배가 더부룩할 때, 아기가 자주 젖을 토할 때, 어깨와 등허리의 마비

위중(委中)　　방광경(膀胱經) 139
部位:무릎 뒤쪽 오금주름 한가운데 맥이 뛰는 우묵한 곳
主治:무릎 관절염, 좌골신경통, 등과 다리의 통증, 요통, 발과 종아리의 경련

유문(幽門)　　신경(腎經) 165
部位:정중선에서 양 옆으로 각각 0.5촌, 배꼽에서 위쪽으로 6촌 지점
主治:명치가 막혀 답답할 때, 동계, 소화불량, 구토, 불면증

은백(隱白)　　비경(脾經) 82
部位:엄지발가락 끝마디의 안쪽으로, 발톱의 안쪽 모서리를 지나는 수직선과 발톱 뿌리의 수평선이 만나는 곳
主治:소아경풍, 초조할 때, 히스테리, 헛배가 부를 때, 구역질, 발의 냉증, 가슴이 답답할 때, 생리불순. 응급처치 때의 구급 혈

음곡(陰谷)　　신경(腎經) 162
部位:무릎 뒤의 큰 힘줄과 작은 힘줄 사이에 손으로 누르면 맥이 뛰는 곳으로, 뒤에서 볼 때 무릎 뒤 안쪽의 오금주름 위
主治:대하·생리불순·발기부전 등 남녀 성기의 각종 질병, 무릎에 힘이 없을 때

음극(陰郄)　　심경(心經) 98
部位:손목 안쪽 주름(신문혈)에서 몸 쪽으로 0.5촌 지점
主治:눈의 피로, 명치 통증, 위팔뚝에서 새끼손가락의 통증, 코가 막히거나 코피가 날 때, 협심증, 심장병

음도(陰都)　　신경(腎經) 164
部位:정중선에서 양 옆으로 각각 0.5촌, 배꼽에서 위쪽으로 4촌 지점
主治:명치가 막혀 아플 때, 가슴이 답답할 때, 동계, 소화불량, 배가 더

경혈 찾아보기 235

부룩할 때, 불면증, 위하수

음렴(陰廉)　　간경(肝經) 204
部位:기충혈에서 2촌 아래쪽 지점으로, 맥이 뛰는 곳
主治:불임·월경불순·대하·습관성 유산 등의 부인과 질환, 하지 통증, 다리 신경통

음릉천(陰陵泉) 비경(脾經) 87
部位:무릎 아래 종아리 위쪽, 경골과 비골이 만나는 안쪽의 우묵한 곳
主治:무릎이 시리고 아플 때, 복통, 식욕부진, 옆구리가 답답할 때, 현기증, 요통, 몸을 차게 해서 생긴 배탈

음포(陰包)　　간경(肝經) 203
部位:넓적다리 안쪽 면이며, 슬개골 모서리 끝에서 위쪽으로 4촌 지점으로, 넓적다리 근육 사이
主治:생리불순, 요실금, 요통, 하복부의 통증, 피로할 때, 발의 통증과 마비, 발의 냉증, 정력감퇴

의사(意舍)　　방광경(膀胱經) 145
部位:제11흉추극돌기 아래쪽의 정중선에서 양 옆으로 각각 3촌 나간 곳
主治:구토, 장이 나빠서 설사할 때, 배가 땅길 때, 소변이 붉고 탁할 때, 황달, 신경성 위장병, 소화기 질환

의희(譩譆)　　방광경(膀胱經) 143
部位:제6흉추극돌기 아래쪽의 정중선에서 양 옆으로 각각 3촌 나간 곳
主治:늑간신경통, 흉통(胸痛), 열병(熱病), 현기증

인영(人迎)　　위경(胃經) 70
部位:목의 울대뼈 양 옆 목 근육의 앞쪽, 목 동맥 위 동맥이 뛰는 곳
主治:기관지염, 인후병, 고혈압, 천식, 만성 기관지염, 여성의 만성 갑상선 질환

일월(日月)　　담경(膽經) 193
部位:정중선에서 양 옆으로 각각 4촌, 젖꼭지 아래 세번째 갈비뼈 끝
主治:담낭의 질환, 간 질환, 늑간신경통, 가슴과 배의 통증, 숨쉬기 힘들 때

장강(長強)　　독맥(督脈) 210
部位:뒤쪽 정중선 위, 아래쪽 꼬리뼈 끝과 항문을 연결하는 선의 한가운데
主治:치질, 두통, 변비, 소아경풍, 대소변불리, 임질, 허리와 등의 통증

장문(章門)　　간경(肝經) 205
部位:복부의 측면 제11늑골 끝 쪽
主治:늑간신경통, 소화불량, 구토, 손의 경직, 어린아이가 젖을 토하거나 설사할 때, 장염, 혈뇨

정명(睛明)　　방광경(膀胱經) 114
部位:안쪽 눈구석 바로 옆의 붉은 살이 있는 우묵한 가운데
主治:눈의 각종 증상인 눈의 피로, 눈이 흐려질 때·충혈될 때, 소아경풍, 현기증, 코의 병

조해(照海)　　신경(腎經) 159
部位:발 안쪽 복사뼈 정점에서 1촌 내려가 우묵한 곳
主治:생리불순·대하(帶下) 등의 부인과 질환, 요통, 구토 증세, 불면증, 히스테리

족삼리(足三里) 위경(胃經) 76
部位:무릎의 독비혈과 해계혈을 연결하는 선 아래로 3촌 내려가 정강이뼈 바깥쪽 모서리의 두 힘살 사이 우묵한 곳
主治:소화기 증상, 간장과 담낭 증상, 당뇨병, 다리와 무릎의 피로, 기침, 현기증, 발의 냉증, 노이로제 증상으로 인한 콧병. 무병 장수의 경혈

중부(中府) 폐경(肺經) 40
部位:운문혈에서 1촌 아래, 제1늑간과 수평을 이루는 곳으로, 손을 대면 맥이 뛰는 곳. 정중선에서 양 옆으로 각각 6촌.
主治:폐·기관지 질환, 가슴이 답답할 때, 숨이 가쁠 때, 기침, 감기

중완(中脘) 임맥(任脈) 222
部位:앞 정중선 위, 배꼽 중앙에서 위쪽으로 4촌 지점
主治:위통, 구토, 헛배가 부를 때, 소화불량, 위경련, 위하수, 만성 장염, 이질 설사, 변비, 두드러기, 현기증, 정력증강

중충(中衝) 심포경(心包經) 175
部位:가운뎃손가락의 집게손가락 쪽 손톱의 안쪽 모서리를 지나는 수직선과 손톱 뿌리를 지나는 수평선이 만나는 곳
主治:명치 부위의 통증, 심장성 질환, 피로할 때, 손바닥이 뜨거울 때

지기(地機) 비경(脾經) 86
部位:안쪽 복사뼈에서 10촌 올라가 굵은 정강이뼈(경골) 뒤쪽 우묵한 곳
主治:대퇴부 신경통, 무릎 관절염, 요통, 정력 감퇴, 생리통, 월경불순, 소화불량, 식욕저하

지실(志室) 방광경(膀胱經) 146
部位:제2요추극돌기 아래쪽의 정중선에서 양 옆으로 각각 3촌 나간 곳
主治:정력감퇴, 피로회복, 요통, 소변불리, 발기불능

지창(地倉) 위경(胃經) 67
部位:입꼬리에서 양쪽으로 각각 0.4지촌(指寸) 떨어진 곳
主治:위장이 나쁠 때, 입이 비뚤어졌을 때, 혈압이 높아서 혀가 꼬부라질 때

찬죽(攢竹) 방광경(膀胱經) 115
部位:눈썹의 안쪽 끝 뼈가 패여 있는 우묵한 곳
主治:이마와 눈의 통증·충혈, 눈물이 자주 나올 때, 안면 신경통

척택(尺澤) 폐경(肺經) 43
部位:팔꿈치가 접혀지는 부위(오금 주름)에서 엄지손가락 쪽으로 움푹 들어간 곳
主治:팔이 아프거나 저릴 때, 손이 화끈거릴 때, 입 안이 마르고 가슴이 답답하고 가슴이 뛸 때

천계(天谿) 비경(脾經) 92
部位:제4늑골과 제5늑골 사이이며, 정중선에서 양 옆으로 각각 6촌 떨어진 지점
主治:가슴 통증, 젖앓이, 유방의 부종(浮腫), 가슴이 답답할 때, 숨이 가쁠 때, 동계, 현기증

천용(天容) 소장경(小腸經) 108
部位:귓불 아래 하악각의 뒤쪽 맥이 뛰는 우묵한 곳
主治:목의 통증, 가슴 통증, 이명, 인후병, 치통

천유(天牖) 삼초경(三焦經) 185
部位:유양돌기의 뒤쪽 아랫부분 하악각과 같은 높이로, 목빗근의 뒤쪽 오목한 곳
主治:목이 뒤틀릴 때, 목의 통증, 눈의 통증·시력 감퇴 등의 눈 질환, 이명(耳鳴), 인후염, 얼굴의 부종, 목덜미의 임파선, 두통, 치통

천정(天鼎) 대장경(大腸經) 60
部位:목 앞쪽의 반지연골과 같은 높이로, 볼록한 목 근육의 뒤쪽
主治:고혈압, 치통, 목의 통증, 뒷목이 뻣뻣해질 때, 편도선염 등의 인후병(咽喉病)

천정(天井)　　삼초경(三焦經) 184
部位:팔꿈치머리의 융기에서 1촌 올라가 우묵한 곳
主治:뇌충혈로 인한 상기, 눈꼬리의 통증, 청각장애, 인후병, 기침, 가슴의 동계, 어깨와 위팔뚝의 통증, 오십견

천주(天柱)　　방광경(膀胱經) 120
部位:제2경추극돌기의 위쪽 모서리와 같은 높이로, 뒷목의 볼록 튀어나온 굵은 근육의 바깥쪽으로 오목한 지점
主治:목병, 두통, 눈의 피로, 후두의 신경통, 오십견, 발의 종기, 고혈압, 눈이 흐려질 때, 차멀미. 두통의 명혈(名穴)

천지(天池)　　심포경(心包經) 170
部位:젖꼭지 옆으로 1촌 나가 겨드랑이와 수평이 되는 제4늑간 부위
主治:가슴으로부터 명치와 배에 걸쳐서 뻐근하고 아플 때, 열병에 땀이 나지 않을 때, 두통, 목이 아플 때, 겨드랑이의 임파선, 뇌충혈로 열이 날 때, 한기(寒氣)가 날 때

천추(天樞)　　위경(胃經) 73
部位:배꼽의 중심에서 양 옆으로 각각 2촌 지점
主治:위염, 배탈, 설사, 변비, 각종 부인의 질환

청궁(聽宮)　　소장경(少腸經) 110
部位:입을 약간 벌렸을 때 이주(耳珠) 앞의 오목하게 들어간 곳
主治:이명(耳鳴), 난청, 중이염, 안면 마비, 얼굴의 신경통, 두통, 현기증, 시력이 약해질 때, 치통

축빈(築賓)　　신경(腎經) 161
部位:안쪽 복사뼈 정점(태계혈)에서 5촌 올라가, 태계혈과 음곡혈을 연결하는 선 위
主治:종아리의 경련, 두통, 구역질이나 구토

충문(衝門)　　비경(脾經) 89
部位:사타구니 부위 맥박이 뛰는 곳
主治:부인의 현기증, 몸을 차갑게 해서 생긴 복통, 소아경풍, 임신중 호흡이 곤란할 때

충양(衝陽)　　위경(胃經) 77
部位:발등의 가장 높은 지점에서 약간 앞쪽에 뼈 사이의 맥이 뛰는 곳
主治:발등의 이상, 다리 신경통, 노이로제, 소화불량·복통 등 위의 병

태계(太谿)　　신경(腎經) 157
部位:안쪽 복사뼈 뒤쪽 아킬레스건 사이의 맥이 뛰는 우묵한 곳
主治:종아리 통증, 수족냉증, 두드러기, 생리 이상, 몸이 허약할 때, 정력감퇴

태백(太白)　　비경(脾經) 83
部位:엄지발가락 중족골의 발 쪽의 끝 우묵한 곳
主治:발의 냉증, 뱃속이 좋지 않을 때, 정강이의 통증, 장딴지에 쥐가 날 때

태연(太淵)　　폐경(肺經) 45
部位:손바닥 쪽, 손목 안쪽 주름살 끝부분의 오목한 곳
主治:기침, 천식, 기관지염, 폐결핵 등의 호흡기 계통 질환, 손목관절염, 아래팔의 신경통

태충(太衝)　　간경(肝經) 201
部位:발가락의 제1중족골과 제2중족골이 갈라지는 우묵한 곳
主治:소화기계의 질환, 순환기계 질환, 자궁 질환, 신경계 질환, 간 질환. 만능 경혈

통천(通天)　　방광경(膀胱經)　117
部位:머리카락 경계선에서 위쪽으로 4촌, 정중선에서 양 옆으로 각각 1.5촌 지점
主治:두통, 코막힘, 콧물, 콧구멍의 질환, 안면 신경 마비, 목의 마비

폐유(肺兪)　　방광경(膀胱經)　123
部位:제3흉추극돌기 아래쪽 정중선에서 양 옆으로 각각 1.5촌 나간 곳
主治:가슴이 답답할 때, 기침, 숨이 가쁠 때, 미열, 머리에서 어깨의 마비, 두드러기, 감기, 천식, 흥분, 불안, 발의 부종

포황(胞肓)　　방광경(膀胱經)　147
部位:천골 두번째 구멍과 같은 높이이며, 정중선에서 양 옆으로 각각 3촌 나간 우묵한 곳
主治:자궁의 질환, 아랫배의 통증, 변비, 소변불리(小便不利), 발의 냉증, 고환염

풍문(風門)　　방광경(膀胱經)　122
部位:제2흉추극돌기 아래쪽 정중선에서 양 옆으로 각각 1.5촌 나간 곳
主治:초기 감기의 치료와 예방, 두통, 목의 마비

하관(下關)　　위경(胃經)　69
部位:상관혈 아래 튀어나온 뼈 뒤 우묵하게 들어간 곳, 즉 맥이 뛰는 곳
主治:아래턱 관절통, 치통, 얼굴의 통증, 귀의 통증, 안면 신경마비

합곡(合谷)　　대장경(大腸經)　53
部位:엄지손가락과 집게손가락이 갈라진 뼈 사이 우묵한 곳
主治:목구멍의 통증, 잇몸의 통증, 눈의 피로, 이명, 얼굴의 부스름. 중요한 만능 경혈. 모든 급성 질환의 구급혈

혈해(血海)　　비경(脾經)　88
部位:슬개골 안쪽 끝에서 2촌 올라가 근육이 튀어나온 곳
主治:여성의 각종 증상, 생리불순으로 아랫배가 부을 때·무릎의 통증·어깨가 결릴 때·두통 등의 생리통, 빈혈

협거(頰車)　　위경(胃經)　68
部位:안쪽 눈구석 바로 옆의 붉은 살이 있는 우묵한 가운데
主治:아래턱·치통·잇몸의 통증, 얼굴의 신경통

협백(俠白)　　폐경(肺經)　42
部位:겨드랑이 주름에서 아래쪽으로 4촌 내려가 맥이 뛰는 곳
主治:기침·천식 등의 호흡기계의 질환, 숨이 가쁠 때, 폐결핵

황유(肓兪)　　신경(腎經)　163
部位:배꼽 중앙(정중선)에서 양 옆으로 각각 0.5촌 지점
主治:남성의 불임, 동계, 명치의 통증, 위장이 약해서 설사를 자주 할 때, 정력감퇴

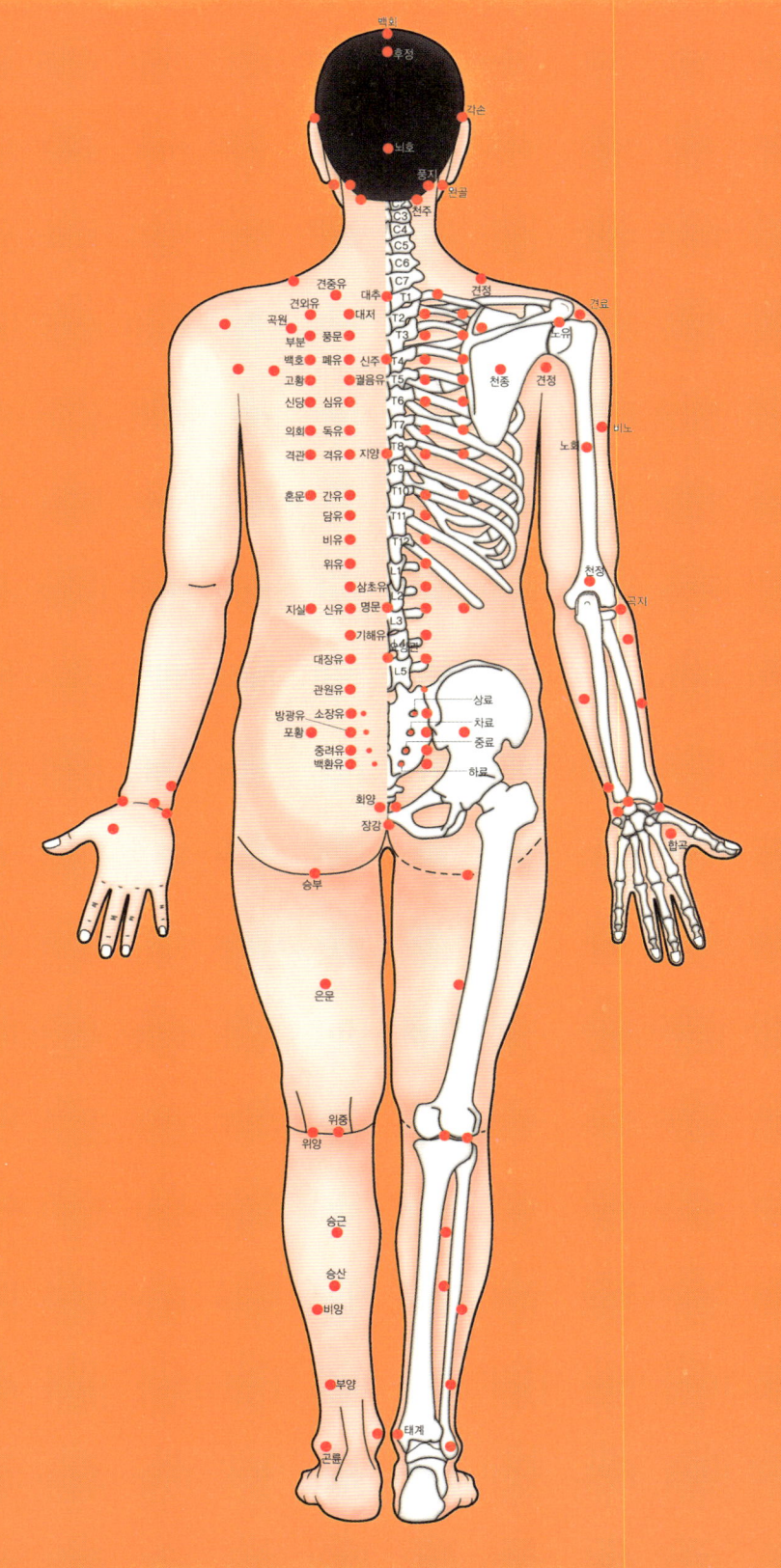